上海市中医药事业发展三年行动计划项目
中小学生中医药科普读物

小小推拿师

主　编　陆　萍
审　阅　赵　毅
编　委（按姓氏笔画排序）
　　　　安光辉　陆　萍　金道鹏　郑娟娟
　　　　赵吉忠　姚　斐　秦　元　徐　俊
绘　图　李斌婕
摄　影　赵泳天

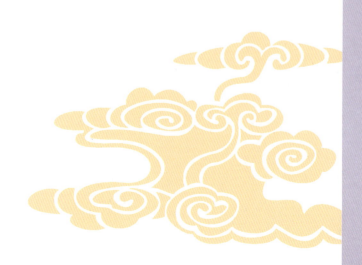

复旦大学出版社

《中小学生中医药科普读物》系列读本
编撰委员会名单

顾　　　问	严世芸	段逸山	
主 任 委 员	胡鸿毅	张怀琼	
副主任委员	姚玮莉	何文忠	
委　　　员	陶建生	顾伋美	李其忠
	何建成	林　勋	陆　萍
	孙文钟	徐　平	张　彤
	周国琪	赵志礼	
秘　　　书	陆玲娟		

序

文化是民族的血液和灵魂,是国家发展、民族振兴的重要支撑。中医药文化作为中国传统文化最具生命力和时代感的璀璨瑰宝,在中华民族五千年生生不息的传承、创新中扮演着积极、关键的角色,深受广大人民群众的喜爱。习近平同志指出"中华优秀传统文化是中华民族的突出优势,是我们最深厚的文化软实力,大家要做中华文化的笃信者、传播者、躬行者"。因此,弘扬和传承中医药文化对于新时代延续中华民族的优秀传统文化具有现实意义。

"十年树木,百年树人",文化的传承要从青少年抓起。中医药文化的传承给孩子们的内心种下了一颗种子,希望这颗饱含中华民族优秀文化精髓的种子在其人生观、价值观、道德观的形成过程中"生根发芽",并在日常生活的各个环节中潜移默化地传递中医药文化的精华和智慧。

中医药的发展需要一代代人共同的努力,中医药文化的传承离不开基础教育的支撑。在上海市卫生和计划生育委员会及上海市教育委员会的指导下，在上海市中医药事业发展三年行动计划项目的支持下，上海中医药大学组织专家编写了一套《中小学生中医药科普读物》系列读本，力图将中医药知识的普及与基础教育拓展性课程有机衔接，以服务于基础教育改革，弘扬中医药文化。

本系列读本邀请了众多知名中医药专家参与编写，每一位编者既肩负着传承中医药文化的责任，又怀揣着对中小学生的关爱，涓涓热情流于其中。可以说这套读本是责任、爱心、智慧的结晶，蕴含了中医药专家对中医药文化传承、传播的一种寄托，一种历史责任。

中医药文化的传承与发展任重而道远，衷心希望本系列读本不仅可以使中小学生获得科学知识，学到中医思维方法，受到科学精神的熏陶，而且希望他们能掌握一定的中医药知识与技能，珍惜生命，热爱生活。同时希望广大读者，尤其是基础教育工作者和广大中小学生都对这套系列读本提出宝贵意见，一起来参与这项有意义的事业，共同传承和弘扬中华民族优秀传统文化。

上海中医药大学副校长　　胡鸿毅
上海市中医药研究院副院长
2014年6月

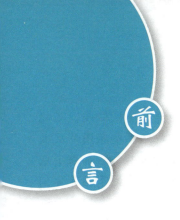

前言

中医学在孩子们的眼里也许是陌生的,推拿在孩子们的眼里也许是神奇的。

《小小推拿师》是精心为中小学生编写的中医药科普读物。本书从小朋友们的角度出发,让小朋友们认识中国古老的推拿术,了解人体的一些常用穴位,以及如何应用简单的推拿操作手法来预防或解除诸如头痛、感冒、便秘等不适。

本书中精美生动的图片、活泼流畅的语言,将让小朋友们在轻松愉快的氛围中步入中医推拿的世界。小朋友们可以从本书中学到部分常用的推拿手法和穴位知识。有了这些知识,小朋友们可以在学校为同学服务,有助于增进小伙伴之间的友谊;在家里为长辈保健,尽小辈的一份孝心,加深与家人的感情,使生活、学习的环境更加和睦。

本书第5篇童子神功,是古人传下来的导引术,经常练习可以增强小朋友们的体质,减少疾病的发生,并且对小朋友们由于学习紧张、缺乏体育锻炼及环境污染引起的颈部疼痛、抵抗力降低、呼吸系统过敏等有很好

小
小

推

拿

师

的防治作用。大家可一定要好好练习哦！

　　读了本书真的能成为小小推拿师吗？能！但是，不能仅仅是看书，还必须揣摩书中的动作要领，参照图片反复练习才行。中医推拿入门并不难，但精通不易。如果小朋友们还想要进一步深造，就要去找一个能手把手指导你们的推拿老师了。

　　自古英雄出少年。小朋友们，你们就是英雄！

上海中医药大学　陆　萍
2014 年 6 月

目 录

引言 1

初识推拿 2

一 古老的推拿 2
二 推拿的起源及发展 3
三 推拿的作用 6
四 推拿的部位 7
五 认识推拿的手 7

手法解密 9

一 揿法 10
二 揉法 11
三 推法 12

小小推拿师

四　摩法　13

五　抹法　14

六　擦法　15

七　按法　16

八　捏法　18

九　拿法　19

十　搓法　19

十一　拍法　20

十二　击法　21

十三　抖法　22

十四　摇法　23

穴位探奇　27

一　头面部穴位　28

二　颈项部穴位　31

三　胸腹部穴位　32

四　背腰部穴位　33

五　上肢部穴位　35

六　下肢部穴位　37

目 录

小试身手 39

- 一 摩摩面部防感冒 39
- 二 推推大椎利退热 42
- 三 揉揉眼周防近视 45
- 四 点点迎香通鼻气 50
- 五 按按头部解头痛 52
- 六 拿拿项部助记忆 55
- 七 搓搓胸背治咳嗽 59
- 八 摩摩腹部通大便 62
- 九 推推脾胃止呕吐 66
- 十 擦擦脚心助睡眠 69
- 十一 捏捏二马止盗汗 72
- 十二 拍拍背部健脊柱 74
- 十三 动动关节强骨骼 79
- 十四 抖抖肚腩减肥胖 82

童子神功 89

- 一 站桩 90
- 二 叩齿 91

小
小

推

拿

师

三	摩面	91
四	擦鼻	92
五	擦项	93
六	捶肩	94
七	摇腕	94
八	摩腹	95
九	蹬足	96

引 言

推拿（又称为按摩、按蹻）是中医学的组成部分，指在人体的一定部位，运用各种手法和动作来防治疾病的一种方法。它没有中药那般苦涩，也没有针灸那样刺痛，更不会让人产生像对打针吃药一般的畏惧。推拿作为一种自然疗法，舒适安全，疗效确切可靠，且没有药物的不良反应，所以无论男女老少，包括中小学生，甚至更小的幼儿园小朋友与尚在妈妈怀里吮吸乳汁的婴儿，都可以接受推拿治疗或保健。

推拿手法丰富多样，有些手法较难掌握，需要较长时间学习和练习；有些手法则较为简单，即使是小学生也能很快学会。在学习推拿的同时还可以学到一些基本的中医学知识，以及许多有趣的穴位知识。

推拿简便易行，对场地、设备等条件的要求不是很高，在家里、在学校的教室里都能应用。因此，如果小朋友们学会推拿，就能经常在学校为同学、在家里为长辈保健。推拿既可以预防近视、感冒、头痛等病症的发生，有时还能减轻这些病症。由于推拿时人与人之间的直接肌肤接触，还有助于增进小朋友之间的友谊，加深小朋友与家人的感情，使我们生活、学习的环境更加和睦。

1 初识推拿

一 古老的推拿

推拿，是中国最古老的预防和治疗疾病的方法之一，是中医学的组成部分。早在远古时期，我们的祖先在与大自然作斗争和长期的生产实践过程中就摸索出用某些特定的手法来解除伤痛和病痛，并逐渐总结出了推拿疗法。在距今3000多年前的先秦时期，推拿疗法已被广泛应用，并且有了文字记载。

小朋友们都曾有过这样的经历，当在玩耍时不小心受伤后，自己或者妈妈会本能地用手去抚摸伤痛部位，疼痛可随之缓解。这种用手在身体上的抚摸就是推拿的最初形态。由此可见，推拿

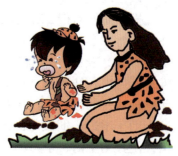

是指操作者用双手在他人的体表运用推、拿、按、摩、揉、捏、点、拍等形式多样的手法，来治疗或预防疾病发生的一种方法。推拿属于现代人崇尚的自然疗法中的一种，其方法简便，无不良反应，治疗和保健效果良好。不仅绝大多数老年人、成年人可以应用推拿，小朋友们也可以用来保健强身，预防和消除一些身体的不适。

二 推拿的起源及发展

推拿的起源，可以追溯至远古时期。祖辈们在肢体受冻时，知道用摩擦取暖；在外伤疼痛时，会本能地通过抚摸或按压受伤部位来减轻或缓解疼痛，从而逐渐发现推拿的特殊治疗作用。就这样，我们的祖先从一代又一代与疾病抗争的亲身体验中，从原始的、有意识的、简单的手部动作中，总结出了这一独特疗法。

中医经典著作《素问·异法方宜论》中载述："中央者，其地平以湿，天地所生万物也众。其民食杂而不劳，故其病多痿厥寒热，其治宜导引按蹻。故导引按蹻者，亦从中央出也。"（图1-1）这段文字证实了推拿发源于中国的中原地区（今河南一带，黄河流域）。

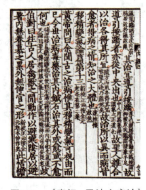

图1-1　《素问·异法方宜论》

（1）推拿的奠基时期：小朋友们都知道，中国已发现的古代文字中时代最早、体系较完整的文字是甲骨文（图1-2）。这是一种象形文字。在殷代的甲骨卜辞就多次出现一个代表手法的象形文字——"㕙"，其形象地表现一个人用手在另一人的腹部按摩。"㕙"后来隶化成"付"，即"拊"字的初文。

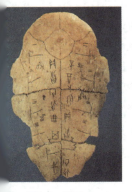

图1-2　甲骨文

小
小
推

拿

师

《说文解字》中对"拊"的解释是:"拊,揗也。揗,摩也。"又如"𦝢",这个字看上去像一个人躺在床上,有人用手在其腹部按摩,代表心腹疾病。由此可见,先秦时期的推拿已经相当规范了,不仅用来治疗疾病,也用于保健养生。

(2)推拿的发展时期:汉、魏、晋、南北朝时期是推拿蓬勃发展的时期。尤其是汉代,中医经典著作《黄帝内经》(包括《素问》和《灵枢》,图1-3)的问世标志着推拿理论体系的基本建立。我国第一部推拿专著《黄帝岐伯按摩》10卷(已佚)亦成书于这一时期。

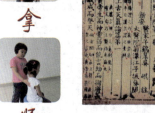
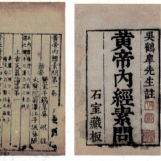
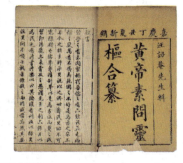

图1-3 《黄帝内经》

东汉名医张仲景于公元3世纪初撰写的《金匮要略》,介绍了世界上最早的通过胸外心脏按压抢救心跳、呼吸骤停患者的心肺复苏术和膏摩治疗方法。

(3)推拿的隆盛时期:隋唐时期是推拿发展的隆盛时期,当时国家设立了正规的宫廷医学院"太医署",招收专门的推拿学生,让推拿走进学校、走进课堂,并形成了正规的教学体系。在这一时期,推拿还走出国门,远渡重洋,传播到了海外。

唐代著名医家孙思邈(图1-4

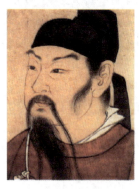

图1-4 孙思邈

编著的《千金要方》和《千金翼方》是中国医学史上的巨著。在这两部巨著中，孙思邈除了对医药方面进行论述外，也对当时的推拿治疗与养生法作了总结和推广。

（4）推拿的衰退与复兴时期：在唐代以后的宋、元、明、清朝代，这长达近1 000年的时间里，是推拿发展史上跌宕起伏的时期。这一时期推拿在国家的医学专业目录中曾多次被恢复和取消，但因推拿这门医学技术的实用性和有效性，而始终没有被废弃，在民间继续发展，直至今日。

值得一提的是，在明代"小儿推拿"得到了较为成功的发展。其间有不少专著问世，如明代龚廷贤著《小儿推拿活婴全书》(又名《小儿推拿秘旨》,图1-5)。推拿被更广泛地应用于治疗小儿疾病，使小儿推拿的方法更为丰富，形成了独

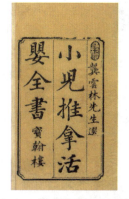

图1-5　《小儿推拿活婴全书》

特的小儿推拿理论体系，包括确定了不同于成人的特定穴位、补泻方法等，用于治疗泄泻、咳嗽、呕吐、发热、夜啼等儿童较易发生的病症。

在明代和清代，医家和普通大众都非常重视推拿养生，编创出许多自我按摩法和保健推拿法，还发明了许多看起来有趣、好玩的按摩器具，如"美人拳"、"太平车"等（图1-6）。小朋友们，看看这些东西是不是曾经在祖父母或爸爸妈妈的房间里看到过呀？

经过几千年的发展，现在推拿已经有了很多不同的流派，而且成为我国几乎人人都喜欢的一种保健方法。小朋友们虽

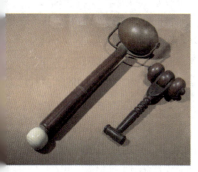

图1-6　"美人拳"和"太平车"

小小推拿师

然现在年龄小,但也需要培养保健意识。现在环境污染越来越严重,中小学生的学习压力也越来越大,所以头痛、咳嗽、哮喘等问题在小朋友身上亦是越来越多见。小朋友们应该学习一些保健知识,学习一些简单的推拿手法,经常给自己、同学或长辈揉

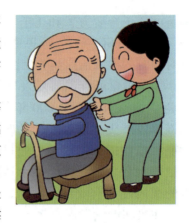

揉头、捶捶背,让我们自己和家人、朋友都有健康的身体。

三 推拿的作用

推拿疗法之所以能够历经几千年流传到今天,与其良好疗效是分不开的。推拿疗法是怎样达到防治疾病目的的呢?我们都知道,服药是药物的有效成分进入人体,通过吸收而发挥作用的;手术则是以医疗器械去除病灶或整复机体患部而达到治疗目的。推拿则不同于服药和手术,是通过我们的手或借助适当的器具,刺激人体体表,使人体在外力的作用下,在局部引起生物物理和生物化学的变化,通过神经和体液调节,产生一系列病理生理反应,使我们的机体功能恢复并得到改善,从而治疗或预防疾病的发生和发展。例如,经常按揉颈部可以益智健脑,增强记忆力,对我们的学习有帮助。当我们在体育锻炼或玩耍时受伤而产生疼痛时,推拿可以改善受伤局部的血液循环以促进外周致痛物质(如乳酸、缓激肽、组胺、乙酰胆碱、5-羟色胺、钾离子等)的分解、稀释和清除,也可直接放松肌肉,从而使疼痛减轻。经常按摩腹部可调节胃肠平滑肌的张力和收缩力,调节消化腺的分泌,从而增强胃肠吸收功能。此外,

推拿对我们的呼吸道功能和免疫功能都有不同程度的促进作用。

四 推拿的部位

人体可分为：头面、颈项、胸腹、背腰及上肢和下肢等部位，这些部位几乎都能接受推拿。例如，头痛时可以按头部；近视、牙痛等可以按面部；腹痛、腹泻可以揉腹部；作业做久了腰酸背痛可以按背部；体育活动、旅游后手酸腿疼可以按揉四肢部等。

五 认识推拿的手

推拿主要借助手来进行操作，因此有必要来认识一下我们的"手"。我们的手有掌面和背面，分别称为"手掌"和"手背"。医学上一般称拇指这一侧为"桡侧"，小指那一侧为"尺侧"（图1-7）。"手"有5个手指，它们都有自己的名字：拇指、食（示）指、中指、环（无名）指和小指。除拇指以外的4个手指都有两个指间关节，而拇指只有一个指间关节。大家可别小看拇指长得又粗又短，它在推拿中可是用得最多的手指，按、揉、推、拿、点等手法都要用上它。在手掌面，长在拇指下方有块肉鼓鼓、又厚又软的部位，叫做"鱼际"；和它相对应的在小指下方、手掌边缘的那个也是肉鼓鼓的部位，叫做"小鱼际"。鱼际和小鱼际之间，靠近腕关节部位则是手掌的根部，称为"掌根"。中间稍微凹陷的部

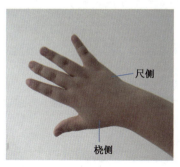

图1-7　手背

位则称为"掌心"（图1-8）。

5个手指与手掌连接的部位叫做"掌指关节"（图1-9），当我们握拳时，掌背会出现几个明显的凸起。老师常教小朋友们利用这些凸起和旁边的凹陷来计算月份，便于我们掌握月份中哪些是31天，哪些是30天。推拿操作时，手指和手掌都会被应用到，如拇指按眼眶、中指揉印堂、四指揉头部、掌拍背部等。此外，握拳后也可以变化出许多推拿手法，如拳背击法、拳推法等。

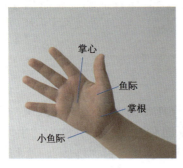

图1-8 手掌

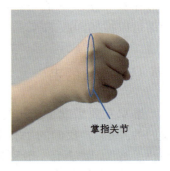

图1-9 掌指关节

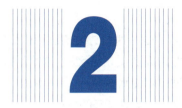

手法解密

在数千年的漫长历史进程中,无数医家在临床实践中创造、发明了许多行之有效的推拿手法。在古今文献中所能见到的有文字记载的各式推拿手法多达三四百种。这些手法形态各异、动作千变万化,令人难以想象仅一双手能变化出这样多动作。通过这些推拿手法能改善肌肉、韧带、关节等损伤引起的疼痛和活动障碍;减轻感冒、支气管哮喘、胃痛、便秘、头痛、失眠等身体多个系统的病症;还能提高我们的免疫力。推拿手法无论男女老少都可应用。

但我们在应用推拿手法的时候要根据接受对象的年龄、性别以及对疼痛的耐受程度等因素选择适当的力度,使被操作的同学或爸爸妈妈、祖父母不觉得疼痛才行。同时还需要注意,在一些特殊的情况下不能进行推拿手法操作,如患有腮腺炎(俗称"大嘴巴")、水痘等传染病,或患有先天性心脏病等严重疾病的小朋友。此外,在剧烈运动后和餐后不能马上进行推拿操作,要等半小时后才可以。饥饿时也不适宜进行。

说到这里,小朋友们是不是手痒痒了?想学一学推拿手法是怎样做的了吧！别急，这就教你们……

一 㨰法

㨰法（gǔn），是中医推拿中最具代表性的手法，几乎是所有学推拿的人都要学的手法。这个手法的发明人丁季峰老先生曾说过：㨰法就像是一个"肉球"在受术者的身上滚动，让人感觉舒服而没有疼痛。

【操作要领】将手指自然弯曲，手稍稍握起，好像手里握了个杯子或鸡蛋。以小指后方的掌指关节背侧作为着力点，肩关节放松，肘关节屈曲，呈130°~150°，肘部与身体相距约一虎口*的距离（图2-1）；然后肘部相对不动，前臂主动摆动，带动腕关节的伸屈及前臂的旋转运动，使手掌背部（靠小指侧一半）在受术部位持续地来回滚动（图2-2）。

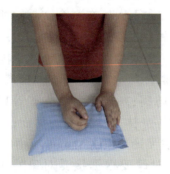
图2-1 㨰法一

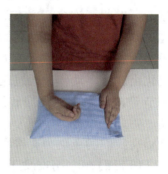
图2-2 㨰法二

㨰法操作时手指和手掌应始终自然弯曲，保持放松状态，动作协调而有节律性，压力、速度和动作幅度保持相对一致。㨰法适宜在颈项、肩背、腰臀及四肢等肌肉较丰满的部位应用。

---

*虎口：拇指和食指相连的部分。这里指将虎口撑开后，拇指端和食指端之间的距离。

二 揉法

揉法是小朋友们最容易学会的推拿手法。小时候当我们玩耍摔倒时,妈妈就是用揉法来减轻我们的疼痛,安抚我们受惊吓的情绪。

【**操作要领**】揉法是用手指的掌面着力,缓缓地做轻柔环旋运动,并带动皮肤及皮下组织,使其跟随我们的手指一起运动的手法。用手指指腹着力操作的为指揉法,包括:中指揉法(图2-3)、拇指揉法(图2-4)、叠拇指揉法(图2-5)和食、中二指揉法等。用手掌面或掌根着力操作的揉法即为掌揉法(图2-6)。用两手掌重叠着力操作的揉法称为叠掌揉法(图2-7)。

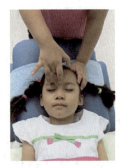

图2-3 中指揉法

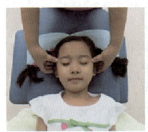

图2-4 拇指揉法

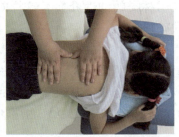

图2-5 叠拇指揉法

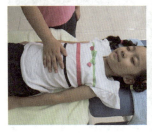

图2-6 掌揉法

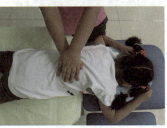

图2-7 叠掌揉法

揉法操作时要求腕关节放松，压力轻柔、均匀，手法频率稍慢，幅度不可过大；手指指腹或掌面贴附在操作部位，不可在身体表面来回摩擦。指揉法多用于全身各部位的穴位，掌揉法则常在腰背、四肢和腹部等面积大又较为平坦的部位应用。

三 推法

所谓"推"，其本义是指使物体顺着用力的方向移动。在人体的某一部位做单方向的直线推动即为推法。根据被操作的对象和不同的受术部位，可以选择用手指、手掌及肘部操作。因此，推法包括指推法、掌推法、肘推法、分推法等不同手法。

【操作要领】推法操作的特点是操作的手做直线运动，推动过程中不可扭曲歪斜，并且要求紧贴皮肤，动作平稳、压力均匀。必要时可在受术部位的皮肤上涂上少许婴儿油或凡士林类的油性介质，这样既利于手法操作，又可防止皮肤破损。

指推法常用的有拇指推法，即用拇指指腹着力在局部做直线推动（图2-8）；剑指推法，即用食、中两指并拢伸直成"剑指"状，其余手指屈曲，以指腹在受术部位做轻快的直线推动（图2-9）。指推法可在肩背、胸腹、腰臀、

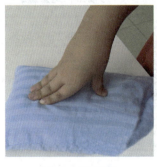

图2-8 拇指推法

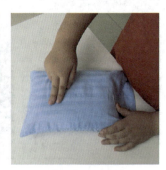

图2-9 剑指推法

四肢及头面等部位应用。掌推法是用手掌或掌根着力（图2-10）。肘推法则用前臂上端近肘尖处着力做直线推动（图2-11），主要在腰背、四肢等面积较大的部位应用。分推法与上述几种推法不同，是用双手拇指的指腹（或双手鱼际等部位），从受术部位的中央向两旁对称分开推动，如←·→（图2-12）。分推法有其特定的应用部位，如分推肩井、分推掌心、分推腹部等。

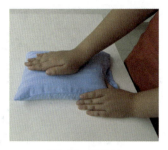

图2-10 掌推法

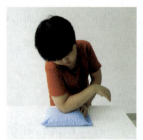

图2-11 肘推法

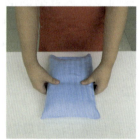

图2-12 分推法

四 摩法

摩法比较简单，对于小朋友们来说是很容易学会的。用手掌或手指在体表做环形摩擦的手法就是摩法。用手指指腹着力摩动的手法称为指摩法，操作时可以用食、中二指或食、中、环三指（图2-13）；用手掌面着力摩动的手法称为掌摩法（图2-14）。

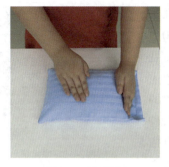

图2-13 指摩法

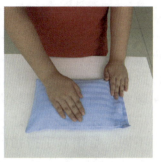

图2-14 掌摩法

【操作要领】摩法刺激柔和舒适,可在全身各部位应用,但最常用在腹部和面部。小朋友们也可在晚饭后用手摩摩肚子,有利于促进食物的消化和吸收。还有一点要记住,摩法因为在体表有摩擦,所以在皮肤上直接操作时,应该涂抹适量的婴儿油、按摩油或凡士林等油性介质。

五 抹法

抹法是推拿手法中最轻柔的一种,最适合在小朋友们甚至是婴幼儿身上使用。抹法、推法和摩法同属于摩擦一类手法,但抹法与后两种不同的是运动路线比较自由,可以根据体表的凹凸特点随时调整运动路线。

【操作要领】抹法用拇指指腹在受术部位可以做上下、左右的单向或往返移动;可以是直线,也可以是弧线;可单手操作,也可双手同时操作(图2-15)。

抹法多应用于头面部、胸腹部和手掌部,操作时要求动作平稳缓和,轻而不浮,重而不滞。

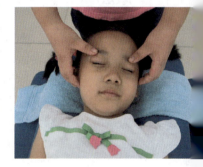

图2-15 抹法

六 擦法

大家都知道"摩擦生热"这种现象吧！对！擦法是最能产生热量的一种手法，如冬天我们用两手掌心相对摩擦以驱寒。因此，擦法学得成功与否就得看小朋友们在自己或别人体表摩擦后局部是不是会发热。

【操作要领】在受术部位做直线来回摩擦运动的手法，称为擦法。根据着力部位的不同，擦法可分为小鱼际擦法（又称侧擦法，图 2-16）、鱼际擦法（图 2-17）、掌擦法（图 2-18）、指擦法（图 2-19）等。需要特别指出的是，绝大多数推拿手法操作时都要求腕关节放松，而擦法则不同，要求腕关节伸直并保持一定的紧张度，着力部位需贴于体表，稍用力下压，以肩关节和肘关节的联合屈伸动作做擦法摆臂（图 2-20），带动手部在受术部位做均匀的直线往返摩擦运动。

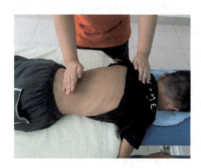

图2-16 小鱼际擦法

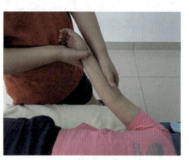

图2-17 鱼际擦法

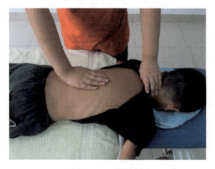

图2-18 掌擦法

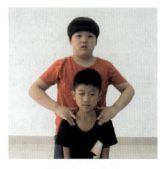

图2-19 指擦法

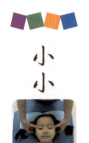

小小推拿师

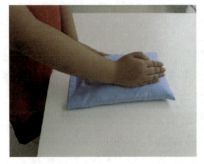
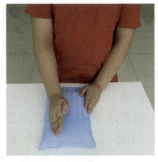

图2-20 擦法摆臂

擦法是一种柔和温热的刺激手法，可用于全身各部位，无论男女老幼都可应用，具有很好的强身保健作用。擦法一般在推拿操作的最后使用，操作时和推法一样做直线运动，不可扭曲歪斜；上臂摆动幅度宜大，使在体表上操作的距离尽可能拉长，以提高单位时间内的运动速度，增加产热量。如果直接接触皮肤，必须在受术部位涂上少许婴儿油、按摩油或凡士林等油性介质，既有助于热量渗透，也可防止皮肤破损。

七 按法

当人们在肚子痛的时候，会本能地用两只手按压腹部，因为这样能减轻疼痛。的确，按法最重要的作用就是行气止痛。成书于2000多年前的《黄帝内经》就有这样的记载："寒气客于肠胃之间，膜原之下，血不得散，小络急引，故痛。按之则血气散，故按之痛止。"

【操作要领】按法是指用手指指腹或手掌等垂直按压体表的手法。操作时必须由轻到重垂直向下按压，使受按压部位产生酸、麻、重、胀等感觉，持续几秒钟后逐渐放松。如此反复操作。其中指按法有用拇指或中指的单指按法（图2-21），也有叠拇指按法（图2-22），以及用拇、食两指的二指按法和用食、中、环指的三指按法（图2-23）。掌按法除了可以用单手掌按法（图2-24），还可以用双手掌叠按法（图2-25）。如果小朋友们给爸爸妈妈操作力量不够的话，还可以用肘部进行按压；或者通过伸肘、上身前倾等姿势来增加按压的力度（图2-26）。

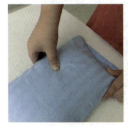
图2-21　单指按法

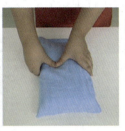
图2-22　叠拇指按法

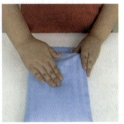
图2-23　三指按法

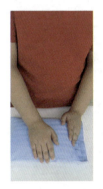
图2-24　单手掌按法

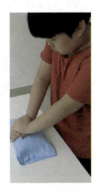
图2-25　双手掌叠按法

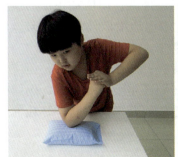
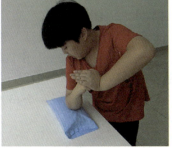
图2-26　肘按法

八 捏法

捏法是指用拇指与其他手指指腹相对用力挤压肌肤的手法。但这与小朋友们在打闹生气时"掐人"可不一样哦!

【操作要领】捏法有二指捏法,即拇指与食指中节桡侧或食指末节指腹相对用力(图2-27);拇指与食、中三指相对用力的三指捏法(图2-28);拇指与其余四指相对用力的五指捏法。

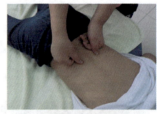
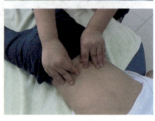

图2-27 二指捏法

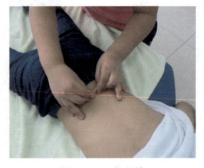

图2-28 三指捏法

捏法操作时指骨间关节尽量伸直,以增加手法的接触面积;不可用指端抠抓。通常边捏边沿肢体纵轴方向做向心性移动,并且动作要有节律性。

捏法刚柔相济,可用于背脊、四肢及颈项部,但应用最多的还是背脊部。当小朋友们还是婴儿的时候,妈妈也许在给你们洗完澡后,会挤捏你们背部的皮肤,好让你们吃饭香香,身体棒棒。

九 拿法

在电视上小朋友们经常可以看到这样一幕：爸爸下班回到家，累得坐在沙发上不想动弹，这时妈妈就会到爸爸身后，用双手提捏爸爸的肩部……这一幕画面中妈妈给爸爸所做的推拿手法就是拿法。

【操作要领】捏而提起谓之拿，即用拇指与其他手指的指腹相对用力，夹住肌肉并提起，然后慢慢放松，反复操作。拿法分三指拿法（图2-29）和五指拿法（图2-30）。

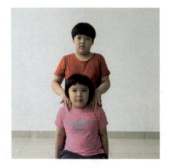 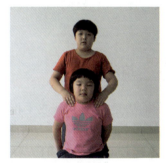

图2-29　三指拿法　　　　图2-30　五指拿法

拿法可在颈项部、肩背部和四肢部应用，对运动后及疲劳引起的肌肉酸痛等有很好的缓解作用。但在应用时必须注意手指的指间关节应伸直，不可屈指用指端、指甲抠掐；用力由轻到重，再由重到轻，平稳过渡，不可突然用力或突然放松；腕关节放松，动作灵活轻巧，并且要连贯，形成节律性操作。

十 搓法

搓，本义为两掌互相摩擦。小朋友们知道有搓手、搓麻绳等词，所以搓法主要适用于四肢。

小小推拿师

【操作要领】搓法是用双手掌面相对夹住受术者的上肢或下肢，做快速来回搓动，并沿肢体做上下移动（图2-31）。

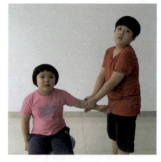

图2-31　搓法

进行搓法操作时小朋友会感觉比较累。的确，搓法一般是作为辅助手法或结束手法在局部操作结束时应用。虽然比较累，但操作时不能屏气、动作轻巧灵活这些基本要求还是要做到，否则不仅手法做不好，而且会更累。搓上肢或下肢时还要沿肢体纵轴方向移动。

十一　拍法

拍法是指用手掌或手指拍打体表。小朋友们可别把"拍法"理解成"打人"，拍法也有其操作要求。

【操作要领】掌拍法要求将五指并拢，掌心微凹成虚掌，使手掌平稳地拍打受术者的背部、腰骶和下肢部。拍法也可以用食、中、环三指的指腹操作。拍法操作时要求腕关节放松，肘关节屈伸发力，动作平稳，使指腹和手掌边缘同时接触受术部位。单手或双手交替拍击均可（图2-32，图2-33）。

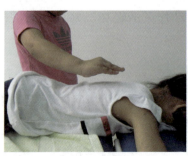

图2-32　单手拍法

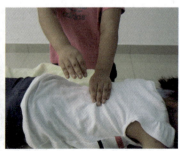

图2-33　双手拍法

小朋友们应该还记得，在你们感冒咳嗽的时候，妈妈有时会用手拍打你们的背部，还会教你们自己拍打胸部，以缓解咳嗽的症状。因为拍击背部或胸部能起到类似止咳糖浆那样的化痰排痰、宣肺止咳的作用。此外，拍法还能消除我们学习时间过长引起的腰酸背痛。

十二 击法

击法和拍法属于同一类手法。但击法的具体操作方法较多，有用拳叩击的拳击法，有用手掌尺侧和掌根等叩击的掌击法，还有用指端叩击的指击法。击法也是推拿常用的手法，因为击法有很好的放松肌肉、消除疲劳的作用。击法可以应用于小朋友和老年人。

【操作要领】这里教小朋友们几种平时最容易用到的击法。手握空拳，拇指内收，腕关节放松，以前臂主动用力，用下拳眼（小鱼际及小指尺侧部）或拳心捶打受术部位，这两种手法分别称为拳眼击法（又称直拳击法，图2-34）和拳心击法（又称卧拳击法，图2-35）。运用肘关节屈伸的力量，以手掌尺侧部着力击打的手法即为掌侧击法（图2-36）。如果两掌相合，以前臂的旋转运动发力做掌侧击法。注意不能像"童子拜佛"那样屈伸肘关节，

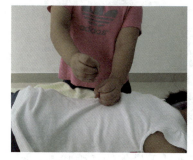

图2-34　拳眼击法

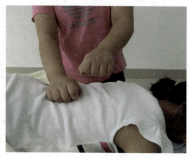

图2-35　拳心击法

这样的击法称为合掌击法（图2-37）。

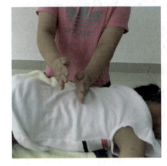

图2-36　掌侧击法

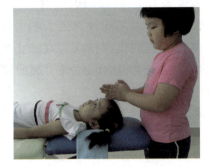

图2-37　合掌击法

十三　抖法

对于抖法，小朋友们也许会纳闷：让我自己抖还可以，怎么让别人抖呢？抖法是个看似简单，但做起来却不那么容易的手法。抖法操作的时候与搓法一样有点累，虽然要求持续的时间很短，但如果方法不当，也会让人气喘吁吁。

【操作要领】抖法是一种和缓放松的手法，常与搓法一起配合应用于四肢，尤其以上肢更常用。具体操作方法为：用双手或单手握住受术者的手腕或手掌部，先将其上肢慢慢地向前外侧抬起约60°，然后稍用力做连续的、小幅度的、频率较高的上下抖动（图2-38），使抖动波传递到肩部，让肩关节和上肢产生舒适的感觉。

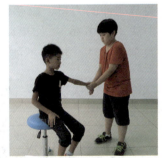

图2-38　抖上肢

抖法操作时受术者的上肢要处于最佳的松弛状态，操作者应呼吸自然，千万不可屏气，否则就会出现前面所说让自己气喘吁吁的状况。

抖法也可以应用在下肢部。受术者取仰卧位，下肢放松伸直。操作者站于其脚后方，用单手或双手分别握住其两踝部，将下肢稍稍抬起，然后做连续的、小幅度的上下抖动（图 2-39），使髋部和大腿有舒适放松的感觉。

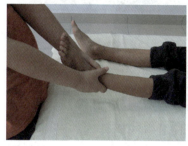 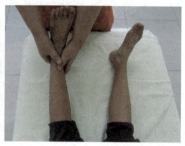

图 2-39　抖下肢

十四　摇法

对于小朋友们而言，摇法学会容易，做好难。摇法是指将关节沿关节运动轴方向做环转运动的手法。有些小朋友做这个手法的时候会开玩笑，将受术者的头或手臂摇得很快，并且用很大的力，就像摇"拨浪鼓"或科技馆里的"发电机手柄"。这是万万要不得的，它会引起受术者出现头晕、恶心等不适情况。

【操作要领】小朋友们在日常生活中能经常用到摇法的部位有颈项部、肩关节、肘关节、腕关节、髋关节和踝关节等。

颈项部摇法　摇颈项部即摇颈椎，让受术者坐在凳子上，颈部放松，并且稍稍把头低一点。操作者用一手扶住其头顶偏后一些的部位，另一手托住下巴，然后两手协同环转摇动受术者的头部，带动颈项部摇转（图 2-40）。

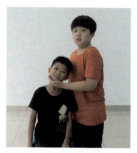

图 2-40　颈项部摇法

小小推拿师

肩关节摇法 肩关节摇法的花样最多，有托肘摇肩法（图2-41）、扶肘摇肩法（图2-42）和握手摇肩法（图2-43）等。托肘摇肩法操作时，受术者可以取坐位或仰卧位，操作者站在其侧方，一手扶住其肩关节上部，另一手托其屈曲的肘部，并让受术者的前臂放

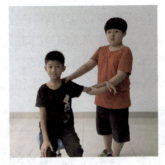

图2-41　托肘摇肩法

松搭于操作者的前臂上，然后做缓慢的顺时针或逆时针方向的肩关节环转摇动。扶肘摇肩法操作时，受术者取坐位，肩关节放松，操作者站于其侧后方，一手按住其肩上部，另一手握住其肘部，做肩关节的环转运动。握手摇肩法操作时，受术者取坐位或仰卧位，上肢自然下垂，操作者站在其侧方，一手扶住其肩部，另一手握住其手，然后做肩关节小幅度的环转摇动。

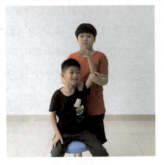

图2-42　扶肘摇肩法

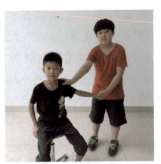

图2-43　握手摇肩法

肘关节摇法 肘关节摇法比较简单，操作者一手托住受术者的肘部，另一手握住其腕部，就可以做肘关节的环转运动了（图2-44）。

腕关节摇法 体育课在做准备活动时，老师让你们两手五指交叉做的腕部放松摇转运动就是腕关节摇法。操作时一人握住对方腕关节的上端，然后两个人的五指分开相扣，就可以做腕关节的双向环转摇动了（图 2-45）。

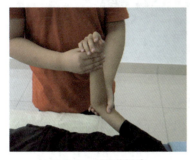

图2-44　肘关节摇法

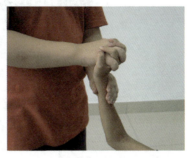

图2-45　腕关节摇法

髋关节摇法 髋关节摇法和踝关节摇法都是下肢关节的摇法，所以一般受术者取仰卧位。摇髋时，操作者站在受术者的体侧，先将其一腿屈髋屈膝，一手扶住其膝部，另一手握住其足踝部，在将其髋关节屈曲至≤90°时，做逆时针和顺时针方向的环转摇动（图 2-46）。

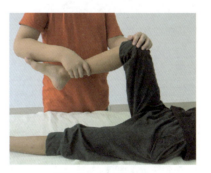

图2-46　髋关节摇法

踝关节摇法 踝关节摇法是当踝关节扭伤导致的肿胀消退后，感觉活动不适时常用的推拿手法。操作时，受术者下肢伸直，操作者站在其足部后方，一手托住其足跟，另一手握住其足背，先稍用力将踝关节向后牵拉拔伸，在牵拉的同时做踝关节的环转摇动（图 2-47）。

小小推拿师

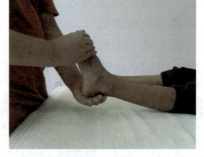

图2-47 踝关节摇法

摇法操作的幅度应由小到大，必须恰如其分地掌握摇转幅度的大小，不能使受术者出现任何不适的状况。操作时动作缓和，用力平稳，摇动速度缓慢。

3 穴位探奇

也许有些小朋友曾经从电视或故事书中了解到或看到过"穴位"这个词语;也许有些小朋友在打闹嬉戏时会使出"点穴神功"……但什么是穴位呢?我们人体有多少个穴位?穴位又在哪里呢?

这得从经络说起。经络是经脉和络脉的总称,经脉如径路,为纵行的干线;络脉如网络,为横行的分支。经络内属脏腑、外络肢节、联系全身,是人体气血运行的通道。穴位,中医学称为"腧穴",是人体脏腑经络的气血输注于体表的部位。经络就像城市的公交线网,它们纵横交错,无处不在,网络全身;而穴位就如公交线路上的公交车站。所以每个穴位各归属于某一条经脉,而每一条经脉又各联系着我们身体的某一脏腑(器官)。如果在身体表面的穴位上用手进行点、按、压、揉等刺激时,就能够防治相应的疾病,消除不适症状。

穴位通常被分为十四经穴、经外奇穴和阿是穴三大类。十四经穴,简称"经穴",共有361个,是腧穴的主要部分,分布于十二经脉和督脉、任脉上。经外奇穴，即未列入十四经穴系统的一类腧穴。这类腧穴对某些病症具有特殊的作用，因其功效比较奇特，故称"奇穴"。阿是穴，又称"天应穴"、"不定穴"等。这类腧穴既无具体名称，又无固定位置，而是以压痛点或其他反应点作为针灸和推拿的作用部位。

下面按人体不同部位给小朋友们介绍一些既容易找到又作用显著的穴位。

一 头面部穴位

（1）天门：位于额部，两眉正中至前发际成一直线处（图3-1）。

（2）坎宫：位于额部，自眉头起沿眉向左右眉梢成一横线处（图3-2）。

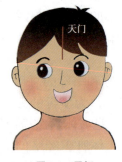
图3-1 天门

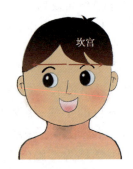
图3-2 坎宫

（3）神庭：位于头部，前发际正中直上0.5寸*，或两耳尖连线的中点处（图3-3）。

（4）印堂：位于额部，两眉头连线的中点处（图3-4）。

---

* 寸：这里指用于针尖取穴中的相对长度单位。受术者食、中、环、小指四指并拢，以中指近侧指间关节横纹为标准，四指的宽度即为3寸。

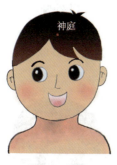
图3-3 神庭

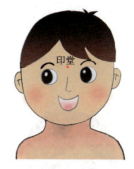
图3-4 印堂

（5）攒竹：位于面部，眉头凹陷中、眶上切迹处（图3-5）。
（6）睛明：位于面部，目内眦角稍上方凹陷处（图3-6）。

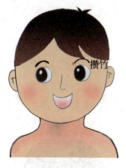
图3-5 攒竹

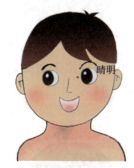
图3-6 睛明

（7）鱼腰：位于额部，瞳孔直上眉毛中央处（图3-7）。
（8）丝竹空：位于面部，眉梢凹陷处（图3-8）。

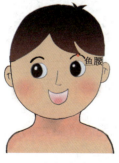
图3-7 鱼腰

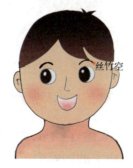
图3-8 丝竹空

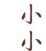

（9）瞳子髎（liáo）：位于面部，目外眦旁，眶外侧缘凹陷处（图3-9）。

（10）承泣：位于面部，瞳孔直下，眼球与眶下缘之间（图3-10）。

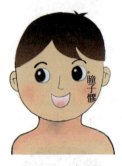
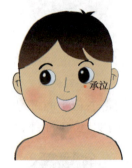

图3-9　瞳子髎　　　　　图3-10　承泣

（11）四白：位于面部，目正视，瞳孔直下，眶下孔凹陷处（图3-11）。

（12）鼻通：位于面部，鼻软骨与鼻翼交界处（图3-12）。

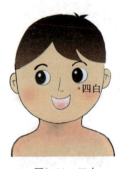
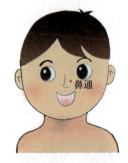

图3-11　四白　　　　　图3-12　鼻通

（13）迎香：位于面部，在鼻翼外缘中点旁，鼻唇沟中（图3-13）。

（14）太阳：位于面部，眉梢与目外眦之间，向后约一横指（食指）的凹陷中（图3-14）。

（15）百会：位于头顶中央，前发际正中直上5寸，或两耳尖连线的中点处（图3-15）。

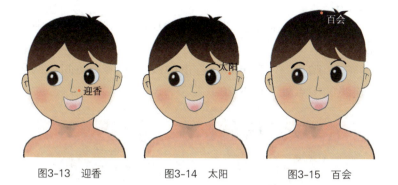

图3-13　迎香　　　图3-14　太阳　　　图3-15　百会

二 颈项部穴位

（1）风池：位于项部，后发际上1寸，胸锁乳突肌与斜方肌上端之间的凹陷中（图3-16）。

（2）肩井：位于肩部，大椎穴（参见第33页"大椎"）与肩峰连线的中点处（图3-17）。

（3）天柱骨：位于颈后，发际正中至大椎穴（参见第33页"大椎"）成一直线处（图3-18）。

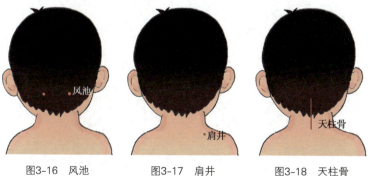

图3-16　风池　　　图3-17　肩井　　　图3-18　天柱骨

三 胸腹部穴位

（1）天突：位于胸部，前正中线上，胸骨上窝中央（图3-19）。

（2）膻中：位于胸部，前正中线，平第4肋间，两乳头连线的中点处（图3-20）。

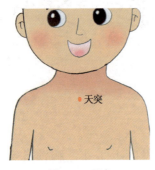
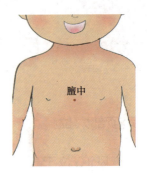

图3-19　天突　　　　　　图3-20　膻中

（3）中脘：位于上腹部，脐上4寸，腹正中线上（图3-21）。

（4）神阙：又名"脐中"，位于脐窝正中（图3-22）。

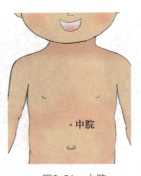
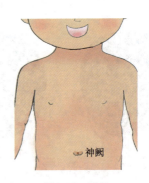

图3-21　中脘　　　　　　图3-22　神阙

（5）天枢：位于腹部，脐窝旁开2寸处（图3-23）。
（6）关元：位于下腹部，脐下3寸处（图3-24）。
（7）气海：位于下腹部，脐下1.5寸处（图3-25）。

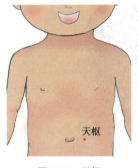
图3-23 天枢

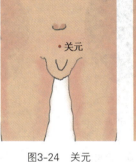
图3-24 关元

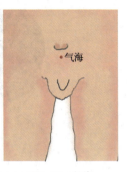
图3-25 气海

四 背腰部穴位

（1）大椎：位于背部，后正中线上，第7颈椎棘突下凹陷处（图3-26）。

（2）定喘：位于背部，第7颈椎棘突下，旁开0.5寸处（图3-27）。

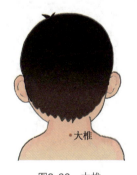
图3-26 大椎

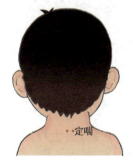
图3-27 定喘

（3）肺俞：位于背部，第3胸椎棘突下，旁开1.5寸处

（图3-28）。

（4）天宗：位于肩胛部，冈下窝中央凹陷处，与第4胸椎相平（图3-29）。

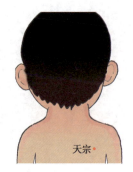

图3-28　肺俞　　　　图3-29　天宗

（5）心俞：位于背部，第5胸椎棘突下，旁开1.5寸处（图3-30）。

（6）肝俞：位于背部，第9胸椎棘突下，旁开1.5寸处（图3-31）。

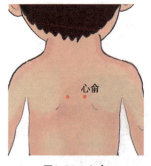
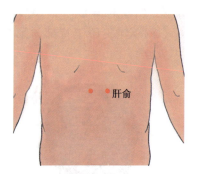

图3-30　心俞　　　　图3-31　肝俞

（7）脾俞：位于背部，第11胸椎棘突下，旁开1.5寸处（图3-32）。

（8）胃俞：位于背部，第12胸椎棘突下，旁开1.5寸处（图3-33）。

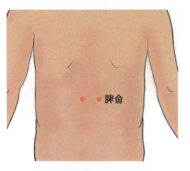
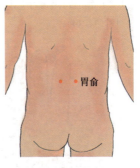

图3-32 脾俞　　　　　图3-33 胃俞

（9）肾俞：位于腰部，第2腰椎棘突下，旁开1.5寸处（图3-34）。

（10）命门：位于腰部，后正中线上，第2腰椎棘突下凹陷中（图3-35）。

（11）脊柱：位于后背正中，从大椎或后发际至尾椎的一条直线（图3-36）。

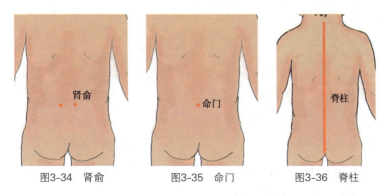

图3-34 肾俞　　　图3-35 命门　　　图3-36 脊柱

五 上肢部穴位

（1）劳宫：位于手掌，握拳时中指尖所点处，即在第2、

3掌骨间，掌横纹上（图3-37）。

（2）合谷：位于手背，虎口处，即在第1、2掌骨间（图3-38）。

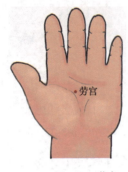
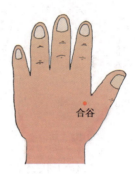

图3-37 劳宫　　　　图3-38 合谷

（3）孔最：位于手臂，前臂掌面桡侧尺泽穴与太渊穴连线上，腕横纹上7寸处（图3-39）。

（4）曲池：位于手臂，肘横纹桡侧端与肱骨外上髁连线中点处（图3-40）。

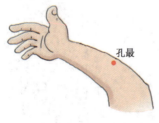
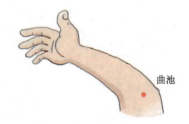

图3-39 孔最　　　　图3-40 曲池

（5）天河水：位于手臂，前臂正中内侧，腕横纹至肘横纹成一直线（图3-41）。

（6）二马：位于手背，第4、5掌指关节后方，两掌骨间凹陷中（图3-42）。

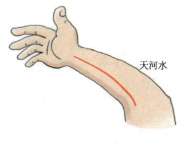

图3-41 天河水

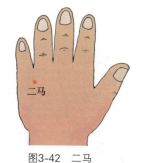

图3-42 二马

六 下肢部穴位

（1）阳陵泉：位于小腿外侧，腓骨小头前下方凹陷处（图3-43）。

（2）足三里：位于小腿前外侧，犊鼻（即髌骨下缘髌韧带外侧的凹陷）下3寸，距胫骨前缘一横指（中指）处（图3-44）。

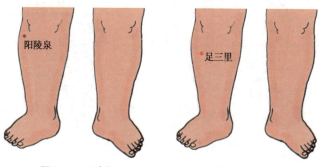

图3-43 阳陵泉   图3-44 足三里

（3）丰隆：位于小腿前外侧，足外踝尖上8寸，距胫骨前缘二横指（中指）处（图3-45）。

（4）三阴交：位于小腿内侧，足内踝尖上3寸，胫骨内侧缘后方（图3-46）。

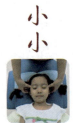

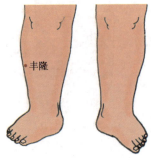

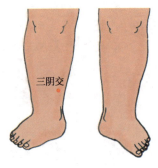

图3-45　丰隆　　　　　图3-46　三阴交

（5）太溪：位于足内踝后方，内踝尖与跟腱连线中点处（图3-47）。

（6）涌泉：位于足底部，蜷足趾时足底前部凹陷处，约足底2、3趾趾蹼与足跟连线的前1/3与后2/3交点上（图3-48）。

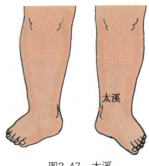

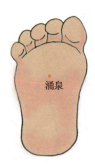

图3-47　太溪　　　　　图3-48　涌泉

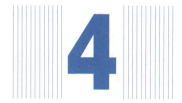

小试身手

一 摩摩面部防感冒

感冒分为普通感冒和流行性感冒。普通感冒，几乎每个人每年总会经历几次。它是最常见、最多发的一种呼吸系统疾病，也是一种自限性疾病，也就是说不吃药、不打针，只要多休息几天也会痊愈。

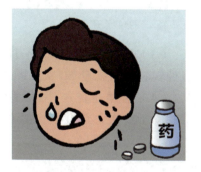

普通感冒，中医称"伤风"，在冬春季节最容易发生，但在其他季节也会发生。流行性感冒由流感病毒引起，有很强的传染性，所以当家人或同班同学感冒后，家里或班里的其他人也会接二连三地发生感冒。

小朋友们应该都曾感冒过，也都知道感冒往往以咽痒或咽喉灼痛、打喷嚏、鼻塞、流涕为主要症状，并且早期为清水样鼻涕，2~3天后变稠，较严重的还有低热、头痛等症状。这时爸爸妈妈会让你们吃些感冒药，如冲剂、药片或胶囊。其实用推拿防治感冒也不失为一种好方法，对于儿童和青少年尤其适用。下面就来学一学防治感冒的保健推拿法吧。

受术者可取仰卧位或坐位。

（1）开天门：两拇指交替从印堂穴沿额部中线推至前发际神庭穴20次（图4-1）。

（2）分推坎宫：两拇指从眉头沿着眉骨分别推向两侧太阳穴20次（图4-2）。

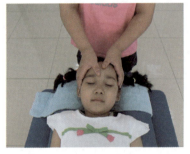
图4-1　开天门

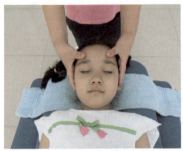
图4-2　分推坎宫

（3）指揉印堂穴：用一手中指指腹在两眉头连线的中点处轻轻环旋揉动50次（图4-3）。

（4）指揉迎香穴：用两手中指在鼻翼两侧的迎香穴环旋揉动100次，至有酸胀感（图4-4）。

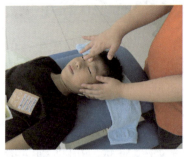
图4-3　指揉印堂穴

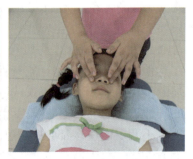
图4-4　指揉迎香穴

（5）指揉太阳穴：两拇指或中指分别按揉两侧太阳穴1分钟（图4-5）。

（6）勾揉风池穴：两中指指间关节微屈，指腹向上呈勾状，在两侧风池穴做缓慢环旋揉动1分钟（图4-6）。

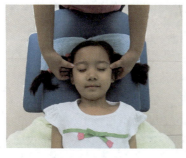 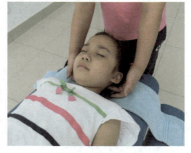

图4-5 指揉太阳穴　　　　　　图4-6 勾揉风池穴

（7）掌擦上背部：受术者取坐位，操作者站在其左侧，右手拇指翘起，虎口张开，其余4指并拢伸直，然后用力在受术者的上背部横向来回擦动1~2分钟，至其上背部有温热感（图4-7）。

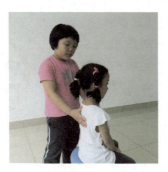

图4-7 掌擦上背部

小
小

推

拿

师

健康小贴士

（1）晨起擦面：早上起床后，两手掌相对迅速搓动，搓到发热而止，用搓热的两手掌，先上下擦面部及鼻翼两侧，再旋转摩擦各数十次，直至面部微微发热。

（2）多喝水：建议感冒时每天喝2 000毫升水，最好是白开水，这样可以加快毒素的排出。

（3）补充维生素C：吃些维生素C补充剂或富含维C的水果，如维C泡腾片、橙子、猕猴桃、橘子、柚子等，都能起到缓解感冒症状的作用。

（4）多卧床休息：最好卧床休息1~2天，并保持居室空气流通，避免到超市、百货商场等人群拥挤的场所，不要勉强进行户外运动。

（5）饮食宜清淡：宜食易消化、清淡食物，如热汤和热粥；忌食辛辣、冰冷、油腻及不洁食物。

（6）注意气候变化，及时增减衣服。

（7）加强体育锻炼，增强体质。

（8）切忌乱服抗生素：绝大多数感冒是由病毒引起的。抗生素对流感引发的细菌性炎症有作用，对普通感冒就没有什么威力了。

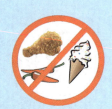

二 推推大椎利退热

发热是儿童和青少年最为常见的发病症状，也是爸爸妈妈最为担心的事情。其实应该正确认识发热，发热并不是坏现象，而是一种身体的防卫性反应，说明机体正在与病菌作斗争。身体内负责吞噬细菌的白细胞在体温升高时吞噬细菌的能力增强。那是不是说对发热就可以置之不理呢？当然不是。发热会加快新陈代谢，造成能量消耗，患者有头痛、倦怠、心跳加速等表现；婴幼儿容易脱水，由此可引发一定比例的高热惊厥。所以放任发热是万万不行的。因此，要掌握发热的程度，选择合适的方法正确处理发热，维护健康。

那么，正常体温是多少，超过多少才算发热呢？发热的临床分度又是怎样界定的呢？健康人在清晨安静状态下的口腔温度波动于36.3℃~37.2℃之间，腋下温度为36.0℃~37.0℃，直肠内温度（肛温）为36.5℃~37.5℃。体温并不是固定不变的，而是在一个区间内波动。有的小朋友在哭闹、衣被过厚、室温过高、进餐或运动后，体温可有暂时性升高，这属于生理反应。病理状态下的发热是指体温异常升高，是小朋友们常见的临床症状。以口腔温度为例，温度在37.4℃~38℃为低热，38.1℃~39℃为中度发热，39.1℃~41℃为高热，超过41℃为超高热。

引起发热的原因有哪些呢？引起小朋友发热最常见的原因是感冒、中耳炎、泌尿系统感染，也可因胃肠积滞、郁而化热，以及年龄较小的小朋友因为受到惊吓而引起发热。低热和中度发热都可以用推拿的方法解决，而且快捷方便，不良反应少。但如果是高热或超高热并伴有精神状态不佳的情况则应及时就医，以免耽误病情。下面一起来学习一下能帮助退热、缓解头痛等症状的推拿方法。

（1）开天门：两拇指交替从印堂穴沿额部中线推至前发际神庭穴20次（参见图4-1）。

（2）分推坎宫：两拇指从眉头沿着眉骨分别推向两侧太阳穴20次（参见图4-2）。

（3）指揉太阳穴：两拇指或中指分别按揉两侧太阳穴1分钟（参见图4-5）。

（4）清天河水：食、中两指沿前臂掌侧正中线，从腕横纹中点推向肘横纹中点200次（图4-8）。

（5）指揉大椎穴：用拇指按揉大椎穴200次（图4-9）。

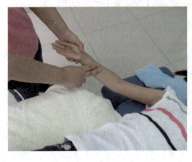
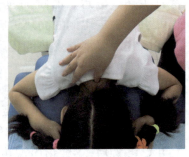

图4-8　清天河水　　　　　图4-9　指揉大椎穴

（6）推脊：食、中二指从第7颈椎向尾骨端直推100次（图4-10）。

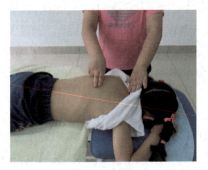

图4-10　推脊

健康小贴士

（1）注意天气变化：学会关注天气变化，及时增减衣物，冬天避免风寒，夏天避免暴晒雨淋。

（2）饮食宜清淡：应多吃新鲜蔬菜、水果及富有营养的食物，避免因过多食入蛋白质含量过高的食物引起肠胃积滞而致发热。

（3）多喝白开水：有助发汗，还可以补充流失的水分；同时还有利于有害物质的排出。

（4）温毛巾擦拭：体温超过38℃时可以用温毛巾擦拭前额、颈部、腋下及腹股沟等部位，有利于热量的散发。

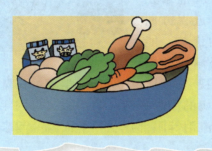

三 揉揉眼周防近视

随着电子产品日益丰富、环境污染日益严重，以及儿童和青少年学习压力日益增大，近视的发病率越来越高，发病年龄也更趋年轻化，儿童和青少年近视已成为非常普遍的现象。

目前近视已被列为世界三大疾病之一，全世界几乎所有人群都存在近视，我国的近视人数竟已近4亿，近视发病率为33%，是世界平均水平（22%）的1.5倍。其中，我国近视高发群体——儿童和青少年——近视发病率则高达50%~60%。

有专家指出，85%的青少年近视与不良用眼习惯有关。例如，在光线不足或忽明忽暗的环境下近距离读书或看电子产品；乘车、乘船、行走时读书或看电子产品；长时间持续阅读和不良读写姿势。近视的主要临床表现为近距离视物清晰，远距离视物模糊，长时间读写伴有

小
小
推

拿

师

头昏脑胀、头痛流泪等症状。中医形象地称近视为"能近怯远"，认为其发生主要与肝肾精血不足、目窍失养有关。中医推拿在防治青少年近视方面有着独特的优势，能让人在轻松愉快的操作中防治近视。而且，小朋友们学着给长辈推拿也可以防治爸爸妈妈的用眼疲劳，防治祖父母因年老而出现的视物模糊、流泪等眼部症状。下面就一起来学习防治眼病的保健推拿法。

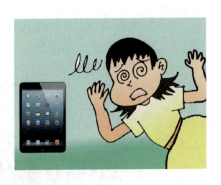

（1）分抹上下眼眶：用食指桡侧从内向外分抹上下眼眶 10 次（图 4-11）。

（2）按揉睛明穴：两手食指或中指轻揉两侧睛明穴 100 次（图 4-12）。

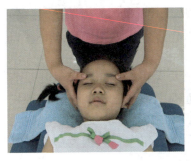

图4-11　分抹上下眼眶

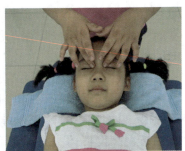

图4-12　按揉睛明穴

（3）按揉眼周诸穴：用双手食指或中指指腹按揉攒竹、鱼腰、丝竹空、瞳子髎、承泣、四白等穴，每穴 100 次，以有酸胀感为宜（图 4-13）。

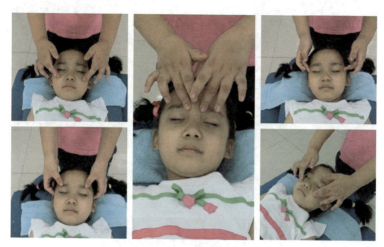

图4-13 按揉眼周诸穴

（4）指揉太阳穴：两拇指或中指分别按揉两侧太阳穴1分钟（参见图4-5）。

（5）三指按颤眼球：用食、中、环三指轻按眼球并行振颤动作半分钟（图4-14）。

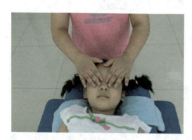 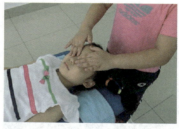

图4-14 三指按颤眼球

（6）分抹眼球：用拇指指腹从睛明穴开始沿着眼球上方轻抹至太阳穴10次（图4-15）。

（7）捏揉耳垂：用拇、食指对捏、对揉耳垂，并向下方轻扯20次（图4-16）。

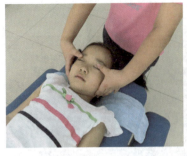

图4-15 分抹眼球

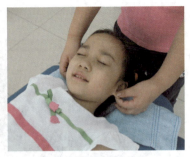

图4-16 捏揉耳垂

（8）指揉四肢及背部特定穴位：用拇指按揉两侧合谷、阳陵泉、肝俞、肾俞等穴，每穴按揉50次（图4-17～图4-19）。

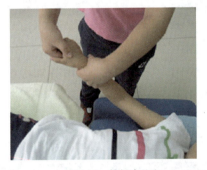

图4-17 按揉合谷穴

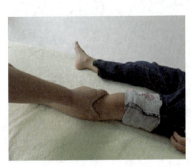

图4-18 按揉阳陵泉穴

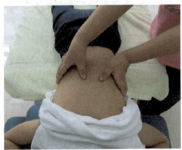

图4-19 按揉肝俞穴

健康小贴士

（1）良好的照明条件：教室或家中要有良好的照明条件，书桌椅高低适宜，台灯应放置在左上角。

（2）纠正不良用眼习惯，注意用眼卫生：防止用眼过度，学习时眼与书本的距离保持在30~35厘米，近距离看书以不超过40分钟为宜。每看书40分钟后休息10分钟。不要在阳光直射下或暗处看书，不要躺着、趴着或行走、乘车时看书。注意保持眼睛周围清洁，并经常远眺绿色景物，当感到眼睛疲劳时，可闭目1分钟。

（3）认真对待眼保健操：认真对待每一次眼保健操，这是预防近视的有效手段。眼保健操通过自我按摩眼睛周围的穴位，使眼窝内血液循环畅通，达到活血、解痉的效果，从而避免睫状肌紧张痉挛，以起到放松眼肌、保护视力的作用。

（4）积极锻炼身体，注意饮食调摄：建议积极参加户外活动，并注意饮食营养。不要偏食挑食，多吃含维生素A的食物，如羊肝、猪肝、鸡蛋、牛奶、胡萝卜、蔬菜等；不要吃过多的糖。

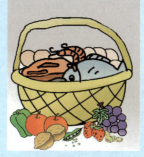

（5）适当使用辅助工具预防近视发展：如已形成假性近视或低度近视，应及时采用推拿、针灸等方法治疗，或佩戴矫正眼镜等。

小小推拿师

四 点点迎香通鼻气

鼻塞，简单地说就是鼻子不通气，几乎所有人都会经历。有时候它作为单独症状出现，有时候作为其他疾病如感冒、鼻炎、鼻窦炎等的伴随症状出现，所以临床上也将它称为感冒性鼻塞或鼻炎性鼻塞。鼻塞之所以在小朋友中多见（尤其是在过敏性鼻炎好发的春季），主要与小朋友本身鼻腔的发育不成熟有关。鼻腔作为人体抵御外界不良环境的首要门户，经常会接触一些冷、热、刺激性的空气或各种致病微生物的攻击，很容易引起病变，导致鼻黏膜充血水肿，分泌物增加，最终出现鼻塞、喷嚏、流清涕的症状。鼻塞对小朋友们有非常大的危害，年龄越小危害越大，轻者可出现呼吸不畅、头痛、头晕，重者可出现严重缺氧，甚至窒息。

无论什么原因引起的鼻塞都可以用推拿的方法来进行防治，既简单又实用，起效也快，但关键是需要坚持。在推拿防治鼻塞的同时，还可以预防继发于鼻塞、鼻痒等的咽痒、干咳，甚至喘咳等症状。小朋友们可以自己给自己推拿，也可以让爸爸妈妈给我们推拿。下面就来学习一下具体的推拿操作方法。

（1）指揉迎香穴：用两手中指在鼻翼两侧的迎香穴环旋揉动1~2分钟，至鼻腔有酸胀及温热感（参见图4-4）。

（2）推抹鼻翼两侧：用双手中指指腹沿鼻翼两侧上下往返推动20次（图4-20）。

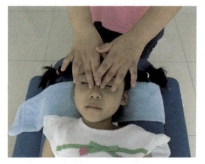

图4-20 推抹鼻翼两侧

（3）指揉印堂穴：用一手中指指腹在两眉头连线的中点处轻轻环旋揉动50次（参见图4-3）。

（4）开天门：两拇指交替从印堂穴沿额部中线推至前发际神庭穴20次（参见图4-1）。

（5）指揉太阳穴：两拇指或中指分别按揉两侧太阳穴1分钟（参见图4-5）。

（6）按揉合谷穴：拇指交替按揉对侧的合谷穴各50次，以有酸胀感为宜（参见图4-17）。

健康小贴士

（1）晨起擦鼻：早上起床后，将两手小鱼际快速对擦至发热，然后将小鱼际放于鼻子两侧上下来回擦至鼻子发热通气为止。

（2）预防感冒：天气骤变时注意及时添加衣物，平时多喝水，加强锻炼，增强抵抗力。

（3）避免接触过敏原：避免接触易致过敏的物品，如花粉、粉尘、螨虫、虾，以及猫、狗的毛发等物。小朋友所使用的衣物、被褥等应经常清洗、拍打和暴晒。

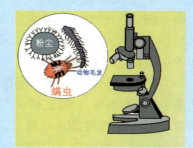

（4）易感时节的自我防护：室内保持空气流通和适当的相对湿度。冬春等易感时节，应尽量避免去人群拥挤、较为封闭的场所。当室外空气有污染时，应减少户外活动，外出时戴口罩。

小小推拿师

五 按按头部解头痛

许多爸爸妈妈以为头痛是大人们才会有的病症，小朋友们小小年纪哪会有头痛。所以当有些小朋友对家长说"头痛"时，许多家长都会以为是小朋友为了偷懒而找的借口。其实儿童和青少年也会发生头痛，尤其因当下环境污染日益严重，学习压力不断增大，儿童和青少年因头痛就诊的情况已非少见，并且其发生率呈逐年上升趋势，已成了儿科常见病症。

那么，头痛是病吗？头痛是怎么引起的？头痛又与哪些疾病有关？

头痛是指头部的痛觉感受器受到物理或生物因素的刺激而引起的一种症状。所以，头痛是一种主观症状，不能称为"病"。

头痛可以由很多疾病引起，如感冒、发热、鼻旁窦炎、近视、中耳炎及脑炎、脑膜炎等；也可能与遗传因素相关，如偏头痛等。近年来，儿童和青少年头痛更多地是由于情绪紧张、过度疲劳、压力过大及长时间伏案学习造成颈项部软组织损伤等引起。

有些小朋友头痛发作时间较短，通常半小时至 1 小时就消失了；而有些小朋友则会有较长时间的头痛，短则持续数小时，长则可能持续数日。当头痛剧烈，同时伴有呕吐等症状时，家长应立即带孩子去医院就诊。

除了脑炎、脑膜炎及颅内肿瘤等引起的头痛外，一般疾病（如感冒、鼻炎、近视等）或因紧张、疲劳等引起的儿童和青少年头痛，中医有很多防治方法。其中推拿就是一种简便且有效的防治方法，对儿童和青少年尤其适用。下面我们就来学一学防治头痛的推拿方法。

受术者一般取仰卧位。如果在教室里进行推拿，操作者可以站在受术者的身后,让其头部仰靠在操作者胸前。

(1)叠指按头部:两拇指重叠,从额部印堂穴沿头部中线按压至头顶百会穴,重复2~3次(图4-21)。

(2)分按额部:两拇指从前额正中分向两侧太阳穴按压,边按边移动,重复2~3次(图4-22)。

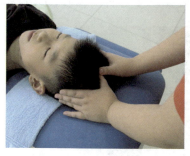
图4-21 叠指按头部

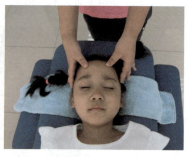
图4-22 分按额部

(3)开天门:两拇指交替从印堂穴沿额部中线推至前发际神庭穴20次(参见图4-1)。

(4)分推坎宫:两拇指从眉头沿着眉骨分别推向两侧太阳穴20次(参见图4-2)。

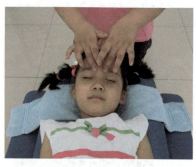
图4-23 勾揉攒竹穴

(5)指揉印堂穴:用一手中指指腹在两眉头连线的中点处轻轻环旋揉动50次(参见图4-3)。

(6)勾揉攒竹穴:两手中指指间关节微屈,指腹轻轻按揉两侧攒竹穴50次,以有明显的酸胀感为宜(图4-23)。

小
小
推

拿

师

（7）指揉太阳穴：两拇指或中指分别按揉两侧太阳穴1分钟（参见图4-5）。

（8）指揉头部两侧：两手五指分开，四指指间关节微屈，用四指指腹分别紧贴头部两侧头皮，稍用力，做小幅度的环旋揉动1分钟（图4-24）。

（9）勾揉风池穴：两中指指间关节微屈，指腹向上呈勾状，在两侧风池穴作缓慢环旋揉动1分钟（参见图4-6）。

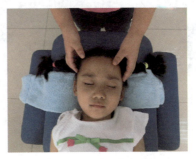

图4-24　指揉头部两侧

（10）按揉合谷穴：拇指交替按揉对侧的合谷穴各50次，以有酸胀感为宜（参见图4-17）。

健康小贴士

（1）合理安排作息时间：学会合理安排学习、休息、娱乐的时间。学习的时候认真学习，娱乐的时候尽兴地玩，既提高学习效率，又能有良好的精神和身体健康状态，这样小朋友们发生头痛的概率会大大降低。

（2）加强体育锻炼：现在的小朋友养尊处优的居

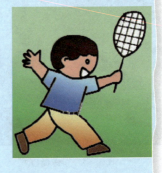

多，就像温室里的幼苗，容易发生病痛。应该加强体育锻炼，尤其是各种适合小朋友们的户外运动，增强体质。

（3）饮食宜清淡：除米、面主食外，应多吃新鲜蔬菜、水果及富有营养的食物,如肉类、蛋类、牛奶等。少吃或不吃会促使头痛发生的食物，如咖啡、巧克力、奶制品、酒精饮料及腌制品等。

（4）注意天气变化：学会注意天气变化，及时增减衣物，冬天避免风寒，夏天避免暴晒雨淋。

六 拿拿项部助记忆

小朋友们每天都要伏案学习很长时间，有时还会躺在床上看书，那么你们有没有感觉到项部（脖子的后面叫作"项"）酸痛呢？如果有，就要提醒自己在学习时要注意姿势，并且增加项部休息的时间；如果没有，也不能掉以轻心，要注意保护自己的颈椎。否则你们也会像有些大人那样经常喊脖子酸，甚至出现头晕、头痛、记忆力减退，从而影响学习和生活。

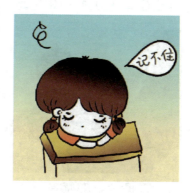

那么，为什么颈椎过度疲劳的后果会这么严重呢？这是因为长时间伏案学习会导致颈部肌肉疲劳、紧张，再加上如果平时不注意坐姿，也缺乏足够的运动，致使颈项、肩背部肌肉疲劳紧张的状态得不到缓解，加快了颈椎的退行性变，并不断发展影响到颈部的血管和神经，

小

小

推

拿

师

使大脑缺血缺氧。这时我们就会出现颈项、肩背部疼痛，甚至出现头晕、头痛、睡眠欠佳、易疲劳及记忆力减退等症状。

推拿是预防和缓解颈项和肩背部酸痛最直接、最有效的方法。小朋友们可以利用课间休息时间，同学之间互相操作，放学后也可以在家里和爸爸妈妈互相操作。

下面让我们来学一套颈项和肩背部的保健推拿手法。经常操作既可以缓解颈项和肩背部酸痛的问题，又能帮助我们提高学习效率。

受术者一般取俯卧位或伏坐在课桌上（双手掌重叠放在桌上，额头放在手背上），暴露项部，操作者站在受术者的身后。

（1）㨰项肩部：右手握松拳，在项部两侧及肩背部做㨰法，边㨰边在规定范围内缓慢移动，持续约5分钟（图4–25）。

（2）掌揉肩背部：用一手或两手掌根分别在两侧肩背部按揉2~3分钟（图4–26）。

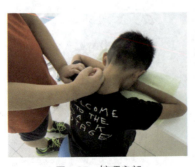

图4-25 㨰项肩部

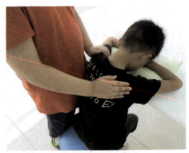

图4-26 掌揉肩背部

（3）拇指揉项部：用拇指指腹揉项部，并沿项部上下单向或往返移动2~3遍，左右两侧交替操作（图4-27）。

（4）压揉风池穴：用两拇指指腹分别按住枕骨下缘两侧风池穴，并缓慢揉动约1分钟（图4-28）。

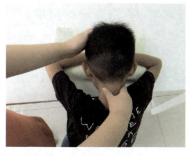
图4-27 拇指揉项部

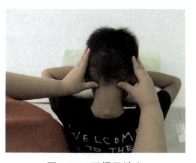
图4-28 压揉风池穴

（5）拿肩井：双手拇指在受术者肩后，四指在肩前，有节律地一紧一松提拿肩井部肌肉20次（图4-29）。

（6）指按天宗穴：双手拇指指腹有节律地按压两侧天宗穴3~5次，通常会有较强的酸胀感（图4-30）。

（7）叩击肩背部：双手握拳轻轻叩击肩背部约1分钟（图4-31）。

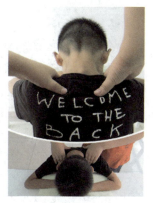
图4-29 拿肩井

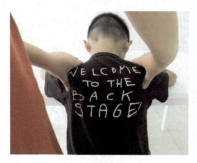
图4-30 指按天宗穴

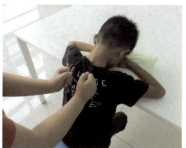
图4-31 叩击肩背部

小小推拿师

健康小贴士

（1）合理安排伏案学习时间：要学会保护颈椎，不能让它们未老先衰。建议低头看书时间达40分钟时离开书桌活动一下。

（2）保持正确的坐姿：俗话说："站如松，坐如钟，行如风。"意思就是站着要像松树那样挺拔，坐着要像座钟那样端正，行走要像风那样快而有力。儿童和青少年要保持正确的姿势，尤其是坐姿，因为这不仅对其生长发育有利，而且对保护颈椎很重要。正确的坐姿是：抬头，两眼正视前方，躯干挺直，两肩呈水平状，躯干与大腿垂直，两小腿与地面垂直或向前伸，两足平放地面，使膝关节后面的肌肉、血管、神经不受压迫，坐时感到舒适而又不易产生疲劳的感觉。

（3）加强体育锻炼：由于伏案学习的时间越来越长，学习任务很重，所以大部分中小学生现在更应挤出时间去参加体育锻炼，尤其是各种适合学生的户外运动或游戏，减少颈项和肩背部不适症状的发生。

（4）适当进行颈椎功能锻炼：颈椎功能锻炼可以改善颈部的血液循环，放松紧张的肌肉，缓解颈项部的疲劳。常见的颈椎功能锻炼有"米字操"，即颈部缓慢做前屈、后伸、侧屈、侧旋等方向的活动，左右各做4~8个八拍；以及双手上举过头，掌心向上，仰视手背数秒钟等锻炼方法。

（5）注意颈项部保暖：无论在寒冷的冬天或是夏天的空调环境中，都应注意颈部保暖，如适时地佩戴围巾等。

七 搓搓胸背治咳嗽

咳嗽是人体的一种保护性呼吸反射动作，是由于异物、刺激性气体、呼吸道内分泌物等刺激呼吸道黏膜感受器时引起的。咳嗽可以阻止异物吸入，防止支气管分泌物的积聚，清除分泌物，避免呼吸道继发感染。但如果长期、频繁或剧烈地咳嗽则会导致声音嘶哑、呼吸肌痛等，从而影响我们的生活和学习。

引起小朋友咳嗽最常见的原因有上呼吸道感染（简称上感）、咳嗽变异性哮喘，以及各种鼻炎（过敏性及非过敏性）、鼻旁窦炎、慢性咽炎、慢性扁桃体炎、鼻息肉等上呼吸道疾病。儿童和青少年上呼吸道感染后黏膜损伤的修复通常需要 3~7 周，因此黏膜下神经末梢暴露，受鼻咽流下的分泌物刺激，咳嗽在其他症状消失后还会持续数周。咳嗽变异性哮喘引发的咳嗽多持续 1 个月以上，常在夜间和/或清晨发作，运动、暴露于冷空气后咳嗽加重，经过较长时间抗生素治疗咳嗽无缓解；同时，有个人或家族过敏史，服用丙卡特罗（美普清）、异丙托溴铵（爱全乐）定量喷雾剂等扩张支气管药物有效。上呼吸道疾病导致的咳嗽则常伴有鼻塞、流涕，鼻旁窦区有压痛，鼻窦开口处有黄白色分泌物流出，咽后壁滤泡明显增生等。

推拿可直接刺激胸壁或通过神经反射而使呼吸加深。如按压背部对胸廓有节律性挤压作用，可在不加重呼吸肌负担的情况下增加呼吸深度和肺活量，增加有效肺泡通气量，减少残气量，提高呼吸效率。又如，拍击背部有明显的排痰、宣畅肺气的效果，对儿童和青少年及中老年人因慢性支气管炎、哮喘等引起的咳嗽具有一定的防治作用。

下面就让我们来学一套止咳化痰、促进排痰的保健

小小推拿师

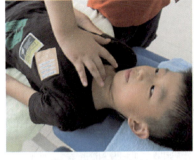

图4-32 勾揉天突穴

推拿手法。(1)~(3)操作时,受术者可以取仰卧位或坐位,操作者站在其侧方或前方。

(1)勾揉天突穴:中指指间关节微屈,中指指腹轻轻按揉天突穴,揉动时可适当配合点按动作50次(图4-32)。

(2)指揉孔最穴:操作者一手握住受术者的腕部,用另一手拇指指腹按揉位于其前臂的孔最穴50次(图4-33)。

(3)指揉丰隆穴:操作者用拇指指腹按揉位于受术者小腿外侧的丰隆穴100次,以有酸胀感为宜(图4-34)。

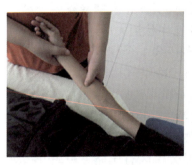
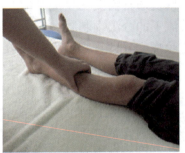

图4-33 指揉孔最穴　　图4-34 指揉丰隆穴

(4)~(7)操作时受术者取坐位,操作者站在其侧后方。

(4)㨰项肩部:右手握松拳,在项部两侧及肩背部做㨰法,边㨰边在规定范围内缓慢移动,持续约5分钟(参见图4-25)。

(5)指揉背部特定穴位:用两拇指指腹按揉肺俞、定喘等穴位,单侧或双侧同时按揉均可,每穴位按揉约1分钟(图4-35)。

(6)横擦前胸及上背部:用一手掌紧贴受术者胸部及

上背部，做与躯干垂直的横向来回擦动2~3分钟（图4-36）。

（7）掌拍上背部：右手五指并拢，掌心微凹陷，做虚掌叩击上背部（注意由后背胸廓左右两边向中间拍打，并自下而上移动）（图4-37）。

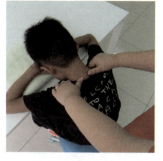

图4-35　指揉定喘穴

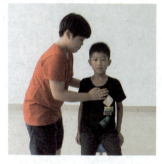

图4-36　横擦前胸及上背部

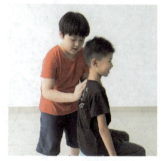

图4-37　掌拍上背部

健康小贴士

（1）保持室内良好环境：室内应经常通风换气，并保持一定的相对湿度，空调环境下或秋冬干燥季节可在室内使用加湿器，或放置一盆清水、挂湿毛巾等来增加空气湿度。

（2）避免诱发或加重咳嗽的因素：由于冷空气刺激为咳嗽的主要诱因，因此当气候变化，尤其是在秋冬、冬春交替时节，更要注意保暖防护，外出戴上口罩；在秋冬呼吸道疾病的高发季节里，尽量不去人群拥挤的公共场所；避免接触有致敏原、烟雾的环境；避免剧烈运动、情绪激动、大哭大闹等。

小小推拿师

（3）查找致敏原：常见的致敏原有植物花粉、尘螨、真菌孢子、动物皮屑，以及食物中的鱼、虾或油漆染料等。家长应及时查找致敏因素，防止孩子再次接触。

（4）多喝水：平时应多喝开水，有助于痰液稀释，利于痰液的排出。

（5）合理安排饮食：儿童和青少年正处于身体快速生长、发育的阶段，需要全面、均衡的营养，应多吃一些营养丰富、易消化及可口的食物，如牛奶、鸡蛋、牛肉、瘦猪肉等，以及萝卜、冬瓜、梨等新鲜蔬果。

（6）加强锻炼，提高机体免疫力：在咳嗽不发作的情况下，可进行适当的运动来增强抗病能力，如游泳、划船、打太极拳、打羽毛球、散步等，但不宜进行踢足球等剧烈运动。

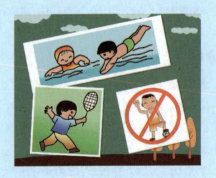

八 摩摩腹部通大便

便秘主要表现为排便次数减少、粪便量减少、粪便干结、排便费力等，是临床常见的复杂症状，但本身不是一种疾病。上述症状同时存在2种以上时,可诊断为症状性便秘。通常以排便频率减少为主,一般每2~3天或更长时间排便1次(或每周<3次)即为便秘。如便秘超过6个月可为慢性便秘。诊断便秘与否还要结合粪便的性状、本人平时排便习惯和排便有无困难作出判断。

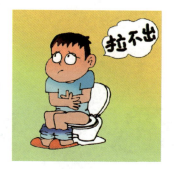

对一组健康人的调查结果表明,排便习惯多为每日1~2次或1~2日1次(60%),粪便多为成型或软便;少数健康人的排便次数可达1日3次(30%),或3日1次(10%),粪便半成型或呈腊肠样硬便。便秘对人体的危害不仅表现在会影响胃肠功能,还会影响小朋友的记忆力和智力发育,严重者还可导致遗尿、小便失禁等。

引起小朋友便秘的原因很多,概括起来可以分为两大类。一类属功能性便秘,这一类便秘经过调理可以痊愈;另一类是先天性肠道畸形导致的便秘,这种便秘通过一般的调理是不能痊愈的,必须接受外科手术治疗。绝大多数小朋友的便秘都是功能性的。功能性便秘的发生与多种因素有关:如很多小朋友不爱吃蔬菜,肠胃蠕动缓慢,消化不良,食物残渣在肠道中停滞时间过久,从而引起便秘;食物中含钙过多也会引起便秘;另外,生活没有规律或缺乏定时排便的训练等,均可出现便秘。

下面来学习一套保健胃肠、促进排便的推拿手法。(1)~(3)受术者取仰卧位,操作者可以站在受术者的身旁。

(1)掌摩腹部:将一手掌放在受术者上腹部,以中脘穴为中心在腹部做顺时针环形摩动3~5分钟,当摩到左下腹时可用掌根稍用力按压或按揉(图4-38)。

（2）掌揉天枢穴：用掌根按揉脐旁两侧的天枢穴各100次（图4-39）。

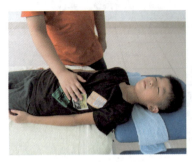

图4-38　掌摩腹部

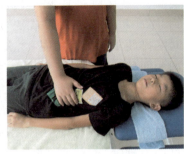

图4-39　掌揉天枢穴

（3）指揉足三里穴：用一手拇指按揉小腿外侧的足三里穴100次，以有酸胀感为佳，两侧交替操作（图4-40）。

（4）~（5）受术者取俯卧位。

（4）指揉腰背部膀胱经：以两拇指腹按揉腰背部脊柱两侧的膀胱经2~3分钟，边揉边螺旋形自上而下移动至骶骨部，着重按揉脾俞、胃俞、肾俞等穴位（图4-41）。

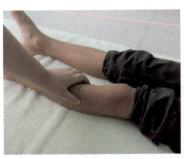

图4-40　指揉足三里穴

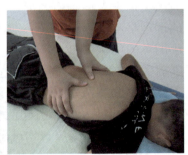

图4-41　指揉膀胱经

（5）捏脊：用双手沿龟尾穴（尾骨端）自下而上提捏至大椎穴（第7颈椎棘突下），边捏边连续不断地向上推移，重复3~5遍（图4-42）。

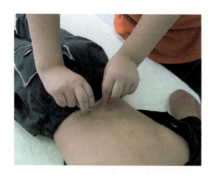

图4-42 捏脊

健康小贴士

（1）多食富含纤维素的蔬果：富含纤维素的蔬菜瓜果包括火龙果、桃子、香蕉、芹菜、莴笋、丝瓜等，多食此类食物有助于增强胃肠道的蠕动，使排便顺畅。

（2）少食辛辣、黏滞、不易消化的食物：有些食物比较黏滞，难消化，较易引起便秘，如黑枣、柿子饼等，应尽量少吃；辛辣的食物容易引起上火并加重排便困难，所以有便秘的小朋友不宜吃辛辣的食物。

（3）养成定时排便的习惯：要养成按时排便的习惯，最好每天定时排便，建立排便反射。不能因怕麻烦或贪玩就憋着不去排便，否则大便越积越多，水分不断被大肠吸收，大便就会变得又粗又硬，增加排便难度。

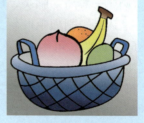

（4）加强体育锻炼和游戏活动：可以通过跑步、仰卧起坐、马步冲拳等增强腹肌和盆腔肌肉的收缩力，增强排便的辅助动力。

九　推推脾胃止呕吐

呕吐是儿童和青少年常见的症状之一，是指胃或小肠内容物反流入食管，经口吐出的一种现象。有些呕吐可使进入胃内的有害物质吐出，是机体的一种防御反射，有一定的保护作用。多数呕吐是由梗阻性、反射性或中枢性疾病引起，如得不到及时、正确的治疗会影响正常营养物质的摄入，严重者可引起脱水和电解质紊乱等并发症。

由先天性消化道畸形或某些后天性疾病使消化道梗阻所致的呕吐称为梗阻性呕吐。先天性消化道畸形包括消化道管腔狭窄、管壁发育不良或管外压迫等；后天性消化道疾病包括肠管或腹腔炎症后遗粘连、急性肠套叠等。

由胃肠道受生物、物理或化学性刺激引起的反射性呕吐可为多种因素混合造成。其中消化不良或吃了不洁食物引起的急性胃肠炎等消化道疾患引起的呕吐较为常见。生活中进食可致过敏反应的食物或药物也会导致反射性呕吐。

颅内压增高、脑炎、脑膜炎、颅脑损伤及中毒性脑病等疾病引起的剧烈呕吐称为中枢性呕吐。这类呕吐极易发生呕吐后误吸，可因阻塞呼吸道而引起窒息，需加倍警惕。如发生此种情况，家长应尽快带孩子去医院诊治。

推拿可以防治由胃肠道受生物、物理或化学性刺激引起的反射性呕吐，对于青少年尤其适用。下面就来学一学防治呕吐的保健推拿法。

受术者取仰卧位，腹部放松。操作者站于受术者的身旁。

（1）指揉印堂穴：用一手中指指腹在两眉头连线的中点处轻轻环旋揉动50次（参见图4-3）。

（2）指揉缺盆穴：用一手拇指指腹轻轻按揉一侧缺盆穴（锁骨上凹陷中央）50次，以有酸胀感为宜，两侧交替操作（图4-43）。

（3）指揉膻中穴：一手中指按揉胸部正中膻中穴1分钟（图4-44）。

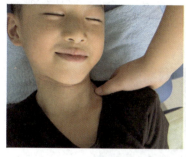
图4-43　指揉缺盆穴

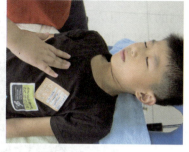
图4-44　指揉膻中穴

（4）掌揉腹部：右手掌指放松，全掌轻轻放置于腹部，以掌根为主着力揉腹，边揉边在腹部沿顺时针方向缓慢按揉2~3分钟（图4-45）。

（5）掌揉中脘穴：右手掌指放松，全掌轻轻放置于上腹部，以掌根为主着力按揉中脘穴2分钟，一般以揉到上腹部有微微发热的感觉为宜（图4-46）。

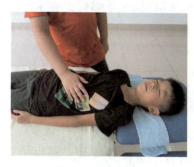
图4-45　掌揉腹部

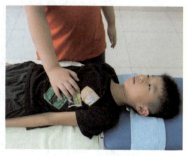
图4-46　掌揉中脘穴

（6）掌揉天枢穴：用掌根按揉脐旁两侧的天枢穴各1分钟（参见图4-39）。

（7）掌摩腹部：将一手掌放在受术者上腹部，以中脘穴为中心在腹部做顺时针环形摩动 3~5 分钟（参见图 4-38）。

（8）指揉内关穴：操作者一手握住受术者的腕部，另一手拇指指腹按揉位于前臂的内关穴 200 次（图 4-47）。

（9）指揉足三里穴：用一手拇指由轻渐重按压小腿外侧的足三里穴 1 分钟，以有酸胀感为宜，两侧交替操作（参见图 4-40）。

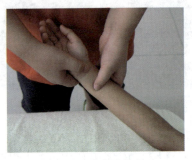

图4-47　指揉内关穴

健康小贴士

（1）饮食调摄：呕吐后小朋友千万不要急于进食，否则会适得其反。一定要配合爸爸妈妈，每隔 10~15 分钟喝一点淡的盐开水或淡的白糖水，也可以喝一点稀释后的果汁类饮料；不要吵闹着肚子饿要喝牛奶、吃饼干之类的食物，吃了可能又会呕吐。即使在呕吐症状完全消失后，进食也要注意循序渐进。

（2）呕吐后护理：宜用凉开水漱口或刷牙，以除去口中的异味。可以用温热湿毛巾擦拭面部，以缓解呕吐带来的头痛、恶心等不适症状；同时注意开窗换气，以保持室内空气清新。

（3）注意观察，及时就医：家长应及时给孩子测量体温，如果反复呕吐或同时伴有腹泻，或伴有38℃以上的中度发热或高热，应当马上带孩子就医，以免延误孩子的病情；同时还要注意观察孩子手上的皮肤是否有干燥、脱水等情况。

十 擦擦脚心助睡眠

睡眠是消除大脑和身体疲劳的主要方式。人的一生中有近1/3的时间是在睡眠中度过的。刚出生的婴儿几乎每天要睡20小时；成人每天至少也要睡6~7小时；而正处于生长发育期的儿童和青少年每天至少需要9小时的睡眠。儿童和青少年如果长期睡眠不足或睡眠质量太差，大脑得不到充分的休息会产生严重后果。首先，会严重影响大脑的功能，影响大脑的创造性思维和处理事物的能力，那么本来是很聪明的人就会变得反应迟钝，感觉脑子不好使。其次，影响儿童和青少年的生长发育；可能会产生易激动、烦躁、心情不佳、情绪不稳等心理问题，从而危害儿童和青少年的个性形成。严重的睡眠不足或睡眠障碍甚至还会诱发神经衰弱、胃肠疾病、肥胖等病症。

影响儿童和青少年睡眠的因素有很多，除了大家都已有共识的课业负担及学习压力过重以外，还有环境、不良生活习惯、饮用功能性饮料等因素。那么，怎样才能帮助小朋友们保证充足且高质量的睡眠呢？除了合理安排作息时间，保证充足的睡眠时间外，推拿能有效帮助改善睡眠，提高睡眠质量，尤其能为儿童和青少年学生提高学习成绩和休息效率助一臂之力。

改善睡眠的保健推拿法具体操作如下。

（1）~（4）操作时，受术者取仰卧位，操作者站于其头顶前方或右侧。

（1）叠指揉百会穴：双手拇指重叠轻揉头顶百会穴1分钟（图4-48）。

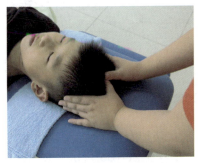

图4-48　叠指揉百会穴

（2）勾揉风池穴：两中指指间关节微屈，指腹向上呈勾状，在两侧风池穴作缓慢环旋揉动1分钟（参见图4-6）。

（3）掌摩腹部：将一手掌放在受术者上腹部，以中脘穴为中心在腹部做顺时针环形摩动3~5分钟，当摩到左下腹时可用掌根稍用力按压或按揉（参见图4-38）。

（4）指揉下肢穴位：以一手拇指先按揉一侧小腿部的足三里、三阴交穴各1分钟，再揉对侧，以被按揉处有酸胀感为宜（参见图4-40，图4-49）。

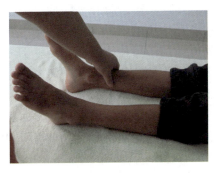

图4-49　指揉三阴交穴

（5）~（6）受术者取俯卧位，操作者站在其体侧。

（5）掌擦腰部：右手掌放在腰部做与脊柱垂直的快速来回横向擦动1~2分钟，至腰部有温热感（图4-50）。

（6）掌擦涌泉穴：用一手掌紧贴一足心部，擦热足底1~2分钟，以足心透热为宜（图4-51）。

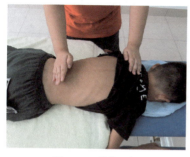

图4-50　掌擦腰部

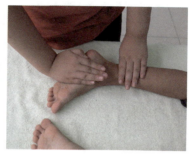

图4-51　掌擦涌泉穴

健康小贴士

（1）合理安排作息时间，保证充足睡眠：养成良好的学习习惯，学会合理安排作息时间，尽量在晚上9:30前上床睡觉，以保证每天9小时睡眠时间，此有利于提高学习效率。

（2）养成良好的睡眠习惯：应养成每天"早睡早起"的良好睡眠习惯，这样体内的"生物钟"才能准时运转。千万不要在周末或节假日的晚上玩到很晚，第二天早晨赖在床上睡懒觉哦！此外还要提醒小朋友们，睡前不要吃巧克力、喝可乐等食物，以免因大脑处于兴奋状态而影响睡眠。

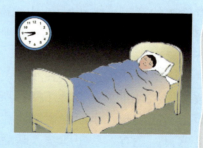

小
小
推

拿

师

（3）舒适的睡眠环境和卧具：儿童和青少年需要清静的卧室和舒适的卧具；睡觉之前应该开窗换气；床和枕头应软硬适中，枕头的高度一般以小朋友的一侧肩宽为宜，不宜过高。

（4）正确的睡眠姿势：一般主张右侧卧位，微曲双腿，身体自然放松，一手屈肘放枕前，另一手自然放在大腿上。

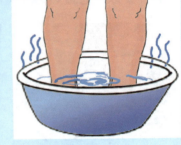

（5）足浴与自我按摩足底：临睡前热水泡脚，足浴后用手搓热足底，左右交替，此对改善睡眠有非常好的效果。

十一　捏捏二马止盗汗

盗汗是中医的一个病证名，是以入睡后异常出汗，甚至可使衣服湿透，而醒后即止为特征的一种病症。"盗"有偷盗的意思，古代医家用盗贼每天在夜里鬼祟活动来形容该病证，即每当人们入睡或刚一闭眼即将入睡之时，汗液就象盗贼一样偷偷地出现了。

中医学认为，肾主五液，入心为汗，盗汗多因阴虚而致。当然，小朋友盗汗除了阴虚所致以外，也可因脾胃不和、卫阳不固引起。小朋友盗汗往往表现为平时胃口不好，容易感冒。还有一些小朋友入睡后，出汗以上半夜为主，凌晨出汗减少，这往往是血钙偏低引起的，妈妈需要及时给孩子补钙。

若在入睡前活动或睡前进食过多都会使汗腺的分泌量

增加，造成小朋友入睡后出汗较多，尤其是在入睡最初的2小时之内。此外，如果室内温度过高，或被子盖得过厚，或较长时间使用电热毯，也都会引起睡眠时过度出汗。但这些都属于生理性出汗，家长们可以不用太担心，只要纠正上述那些生活中的"小问题"即可。

中医推拿从整体调和阴阳，从而达到防治盗汗的目的。现在让我们来学习防治盗汗的保健推拿操作法。

（1）开天门：两拇指交替从印堂穴沿额部中线推至前发际神庭穴20次（参见图4-1）。

（2）分推坎宫：两拇指从眉头沿着眉骨分别推向两侧太阳穴20次（参见图4-2）。

（3）指揉二马：用拇指桡侧缘按揉手背部的二马穴100次（图4-52）。

（4）指揉背部特定穴位：两拇指有节奏地按揉脊柱两侧的脾俞、胃俞等穴位各1分钟（图4-53）。

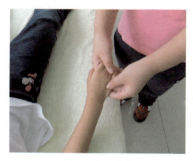

图4-52　指揉二马穴

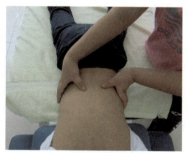

图4-53　指揉脾（胃）俞

（5）指揉肾俞穴：用两拇指有节奏地按揉脊柱两侧的肾俞穴200次，以产生酸胀感为宜（图4-54）。

（6）掌擦命门穴：将一手掌横向放置于腰部，掌心或小鱼际部按于命门穴处，然后做与脊柱垂直的直线快速来回擦动1~2分钟（图4-55）。

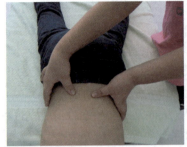
图4-54 指揉肾俞穴

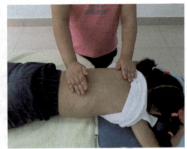
图4-55 掌擦命门穴

健康小贴士

（1）加强体育锻炼：在推拿保健的同时，应加强必要的体育锻炼，养成有规律的生活习惯，注意劳逸结合。

（2）饮食规律，富有营养：应多吃新鲜蔬菜、水果及富含钙质的食物，必要时可以直接补充钙剂。

（3）勤晒衣物，勤洗澡：被褥、床垫、睡衣等应经常拆洗或晾晒，以保持清洁干燥；经常洗澡，以减少汗液对皮肤的刺激。

（4）适当日光浴：每天接受1~2小时阳光日照，多进行户外活动，不建议隔着玻璃晒太阳。

十二 拍拍背部健脊柱

包括人类在内的脊椎动物是世界上结构最复杂、进化程度最高的动物，拥有脊椎是其共有特征。人类的脊椎称为脊柱，由24块椎骨（颈椎7块，胸椎12块，腰椎5块）、1块骶骨和1块尾骨借韧带、关节及椎间盘连接而成。人类从爬行到直立行走，也就是脊柱从爬行状态下与四肢共同承受身体压力，到直立起来承受整个躯干所有重力的过程。脊柱的病症也随之出现了。小朋友们可能看到过家里的长辈因腰部疼痛只能躺在床上不能动弹，可能也听说过某人因腰椎疾病要动手术，这些都是脊柱直立以后惹的"祸"。所以小朋友们从小就应该保护脊柱，减轻长大以后因脊柱病变带来的痛苦。

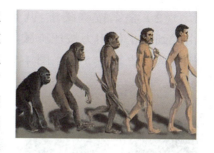

　　脊柱除了具有支撑躯干的作用以外，还有保护内脏、脊髓和支撑身体的功能。中医经络学中人体最主要的两条经脉，即督脉和膀胱经就在脊柱部位，而这两条经脉上的穴位几乎与全身各脏器的功能有关。

　　有关调查显示，中小学生伏案学习姿势不正确者，占中小学生总数的70%~80%。各种不良姿势使脊柱长时间处于屈曲位或某些特定体位，极易促使脊柱病变，继而发生相关病症。如颈部或背腰部酸痛、活动不灵活，尤其是在劳累或长时间坐着学习或使用电脑后，酸痛和僵硬的感觉更加明显；甚至有少数中学生已经患有腰椎间盘膨出的疾病了。一旦出现上述情况，小朋友们不仅要忍受身体上的疼痛，而且会严重影响成长和学习。

　　经常拍拍背部有利于脊柱健康，预防脊柱疾病，同时也能提高身体的免疫力，减少各种背部疾病的发生。下面来学习脊柱保健推拿操作法。

　　受术者取俯卧位，操作者一般站于其身体左侧。

　　（1）掌揉背部：以一手掌或两手掌重叠在背部脊柱两侧做环形揉动，并可沿脊柱做螺旋形上下往返移动5分钟（图4-56），在肺俞、心俞、脾俞、胃俞、肾俞等穴位处可以着重按揉。

（2）叠掌按胸腰椎：两手掌重叠置于背部后正中线，由轻到重平稳用力按压胸腰椎，并沿脊柱自上而下移动至骶骨部，重复3~5次（图4-57）。

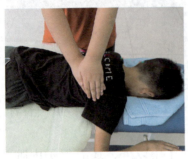

图4-56 掌揉背部

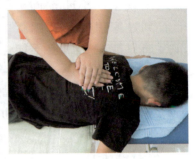

图4-57 叠掌按胸腰椎

（3）掌推背部督脉、膀胱经：操作者稍移动身体，站于受术者左肩前方或头顶前方，以左手掌紧贴腰背部后正中线及两侧，从上往下直线推动各3~5次（图4-58）。

（4）横擦腰部：以右手全掌或掌小鱼际部着力于腰背部，做与脊柱垂直的横向来回摩擦1~2分钟，至腰部产生温热感（图4-59）。

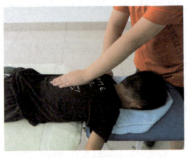

图4-58 掌推背部督脉、膀胱经

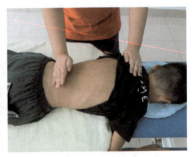

图4-59 横擦腰部

（5）直擦督脉、膀胱经：以右手全掌或掌小鱼际部着力于背部后正中线及两侧，做与脊柱平行方向的来回摩擦1分钟，要求背部中间产生温热感（图4-60）。

（6）搓腰部：双手掌夹住腰部做上下交替搓动10秒钟（图4-61）。

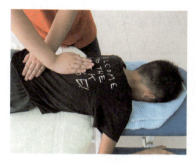
图4-60　直擦督脉、膀胱经

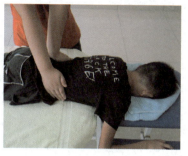
图4-61　搓腰部

（7）拍击背部：双手五指并拢，掌心微凹陷，两手掌一上一下交替拍击背部中间及两侧，直至骶骨部，并上下往返移动1分钟（图4-62）。

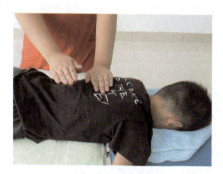
图4-62　拍击背部

健康小贴士

（1）保持良好姿势：日常坐、立、走、卧时都应保持良好姿势。如站立时应躯干挺直，肩臂舒展；端坐时腰部挺直，两脚平放在地面，身体重心落在骨盆上。小朋友们经常伏案学习，应注意在伏案学习40~60分钟后变换一下体位，可以站立、行走、

小
小
推
拿
师

跑跳或进行其他肢体活动，防止因长期固定姿势而引起的关节强直、韧带硬化、劳损等退行性病变。

（2）注意保护颈椎：书包不要过重；坐着看书，要使书本与桌面呈30°～45°的夹角，防止颈椎疲劳。颈部肌肉的血液循环缓慢，代谢物质排泄也缓慢，秋冬季节颈部容易受寒，因此要注意给颈部保暖。打电话时，不能因为想腾出双手做其他事情，就用脖子夹着电话，这样颈部的一些血管和神经就会受到挤压，从而极易引起炎症和疼痛。

（3）养成良好的睡眠习惯：儿童和青少年睡觉用的床垫不宜太软，应选择相对较硬的床以维持脊柱的平衡状态，如棕绷床、木板床或硬度较高的席梦思床垫。同时，良好、放松的睡姿对脊柱的健康也十分重要，如半侧卧位；而像小虾米似的蜷着身子睡则会对背部和脊柱造成伤害。此外，还要选择一个高度、软硬都适合自己的枕头，枕头不能过高，否则会使颈椎在夜间长时间处于过度弯曲状态而加速颈椎的退行性病变。

（4）注意体育锻炼：在休息时可适当做些伸颈、耸肩活动或课间操，户外的各种跑跳、游戏及游泳，甚至在室内做类似虎、豹等动物爬行动作都是保持脊柱健康很好的锻炼方式。

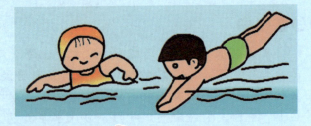

十三 动动关节强骨骼

骨骼、肌肉组成了人体的运动系统。人体骨骼共有206块，分颅骨、四肢骨和躯干骨三大部分。它们的功能是支撑人体、灵活运动及保护脑、心、肺等脏器。骨骼的健康发展，对儿童和青少年的一生都有着举足轻重的作用。

骨骼主要由有机质和无机质组成。有机质主要是骨胶原纤维束和黏多糖蛋白等，是骨骼的支架，赋予骨骼弹性和韧性。无机质主要是碱性磷酸钙，它使骨骼坚硬挺实。骨骼的两种成分比例，随年龄的增长而发生变化。在幼儿阶段，骨骼的有机质和无机质各占一半，所以这时骨骼的弹性较大，柔软易发生变形，不易骨折。渐渐地，无机质所占的比例增大了，到成年阶段时，骨骼的有机质和无机质比例约为 3∶7。此时骨骼具有很大的硬度和一定的弹性，较坚韧，此阶段骨骼两种成分的比例也是人类最合适的。而到老年阶段时，无机质所占比例更大，脆性增加，所以容易发生骨折。

要保持骨骼的健康，锻炼和钙元素的摄入是关键因素。美国国家科学院建议 9~18 岁儿童和青少年的钙摄入量为 1 300 毫克/天。但达到推荐钙摄入量的美国儿童比例在出生第 2 年后即显著下降，至 12~19 岁达最低水平，实际摄入量仅为 700~1 000 毫克/天。因此，肢体锻炼对保持骨骼的健康就显得尤其重要。确实，已有科学家通过研究得出结论：锻炼是促进儿童和青少年骨骼生长和发育的最重要因素。

推拿手法中的关节运动类手法就是一种使肢体被动运动的方法，对保持儿童和青少年骨骼健康有较好的效果。下面介绍一些以关节运动类手法为主的促进青少年骨骼生长的保健推拿方法。

受术者仰卧位，操作者站其侧方。

（1）拔伸颈椎：操作者坐于或站于受术者头顶前方，一手托其枕部，另一手勾住其下颌，两手同时向后用力，缓慢牵拉颈椎，然后渐渐放松，可重复操作3~5次（图4-63）。进行此操作时切不可用力过大过猛。

（2）摇髋关节：操作者站在受术者体侧，先将其右侧下肢屈髋屈膝，左手扶住其膝部，右手握住其踝背部，在将其髋关节屈曲至90°左右后，做双向环转摇动10~20次（图4-64）。然后以同样方法操作左侧下肢。

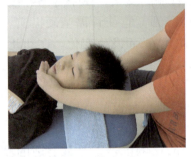
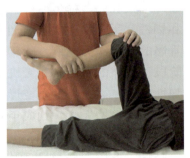

图4-63　拔伸颈椎　　　　　图4-64　摇髋关节

（3）屈伸髋膝：接上势，右手握住受术者右脚踝部，左手扶膝，先使其尽量大幅度屈膝屈髋，再将下肢轻快地拉直，并重复8~10次（图4-65）。然后以同样方法操作左侧下肢。

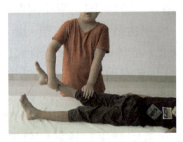
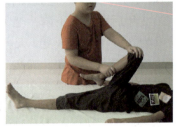

图4-65　屈伸髋膝

（4）抖下肢：操作者站于受术者足后方，双手握住其左脚踝部，略向上抬起，做小幅度连续的上下抖动约1分钟（图4-66）。然后以同样方法操作右侧下肢。

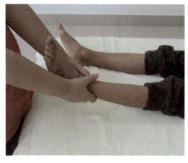 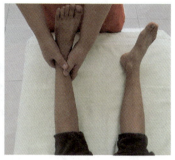

图4-66 抖下肢

（5）摇肩关节：操作者先站于受术者右侧，左手扶其肩上部，右手握其肘部，受术者的前臂搭在操作者的前臂上面，做肩关节的环转运动20次（图4-67）。然后以同样方法操作左侧肩关节。

（6）摇腕关节：操作者的五指与受术者的五指交叉相握，让腕关节做顺时针或逆时针方向的缓慢环转摇动20次（图4-68）。然后以同样方法操作对侧腕关节。

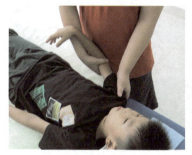 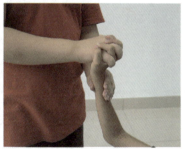

图4-67 摇肩关节　　　　图4-68 摇腕关节

健康小贴士

（1）多食奶类及奶制品：各种奶类及奶制品中含有丰富的钙、蛋白质、维生素D等营养素，对促进人体的骨骼健康非常重要。钙是骨骼健康的物质基础，每100毫升牛奶或酸奶中的钙含量约110毫克，

小小推拿师

而奶酪中的钙含量更高。所以每天进食适量的牛奶及奶制品不仅能促进儿童和青少年的生长发育，而且能使骨骼变得更致密（即提高骨量）。

（2）合理饮食：儿童和青少年的骨骼发育除了与钙、维生素D等营养素的吸收密切相关以外，还与多种营养素有关，如维生素A、锌等。任何一种营养素缺乏，都会影响儿童和青少年骨骼的发育。因此儿童和青少年宜多吃鱼、虾、瘦肉、禽蛋、花生、核桃、豆制品及苹果等新鲜食物，以补充骨骼生长所需的蛋白质、维生素和锌等营养素。

（3）坚持锻炼：应每周至少3次在户外进行锻炼，建议每次30~60分钟。如做广播体操、骑自行车、进行各种球类运动、高抬腿等。如果课业负担重，没有足够的时间在户外活动，那么在室内原地跑、深蹲等也是不错的选择。

（4）保持正确的姿势：为了骨骼的健康，小朋友们应该保持正确的坐、立、走、卧姿势。

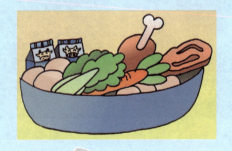

十四　抖抖肚腩减肥胖

自20世纪60年代以来，儿童和青少年单纯性肥胖开始在欧美等发达国家蔓延，如今在全球范围内儿童肥胖率呈现快速增高的趋势，儿童肥胖成为世界公认并受关注的一个健康问题。近些年来，我国儿童肥胖率也已经达到了不容乐观的程度。数据表明，我国的肥胖儿童已占儿童总数的10%，并正以每年8%的速度递增。我国城市儿童，尤其是东部沿海城市儿童的肥胖率也已达到了发达国家水平，如上海市2009年的儿童超重率为11%，肥胖率为13%。

判断儿童肥胖的常用标准为世界卫生组织（WHO）制定的儿童身高体重标准。具体而言，儿童的体重超过身高标准的10%~19%为超重；超过20%~29%为轻度肥胖；超过30%~49%为中度肥胖；超过50%则为重度肥胖。

导致儿童肥胖的原因比较复杂，有遗传因素和出生体重因素，但目前认为主要与饮食习惯及生活方式等因素有关。一方面，孩子是家里的"一块宝"，大人们总把像蛋糕、汉堡、烤肠、饮料这样"最好吃、最有营养"的食物留给孩子，而且孩子吃得越多，大人们就越高兴。另一方面，生活在城市里的小朋友，除了正常学习之外，坐在家里看电视、看电脑、玩平板电脑成了其主要的娱乐内容。这些东西把孩子们渐渐从操场、公园、小区的儿童乐园拽回家里，把孩子们的"小屁屁"牢牢地黏在了椅子上，使热量消耗减少，脂肪堆积过多，小肚子就一天天膨隆起来了。也许家长看到孩子胖胖的，会认为孩子营养好、长得好，但是要知道如果过于肥胖，体型就会不好看，运动能力

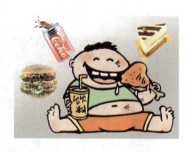

也会下降，如身体笨拙、灵活性差。有些"小胖子"在集体生活中会被同伴们取笑、排斥，从而产生孤独、自卑心理，缺乏自信；甚至出现血压、血脂、血糖偏高，严重影响其生长发育和成年后的健康。

小小推拿师

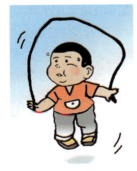

随着孩子一天天长大，也慢慢开始懂得爱美，有些"小胖子"看着那些馋人的食物，口水只能往肚子里咽；有些"小胖子"每天偷偷在家跑步、跳绳。那么除了少吃多运动以外，还有其他能帮助孩子减肥的方法吗？有，中医针灸、推拿等都可以助一臂之力。但是为"小胖子"推拿可得费点劲，可以让爸爸妈妈多出点力，来学一学。操作时，受术者取仰卧位。

（1）掌摩腹部：将一手掌放在腹部，以脐为中心在腹部做顺时针摩动5分钟（图4-69）。如果直接在皮肤上操作，应在腹部涂抹油性介质。

（2）掌揉神阙、天枢穴：用掌根按揉脐中神阙穴（图4-70），继而按揉脐旁两侧的天枢穴（图4-71），每穴按揉1~2分钟。

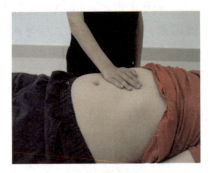

图4-69 掌摩腹部

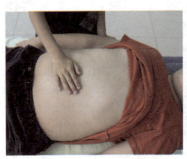

图4-70 掌揉神阙穴

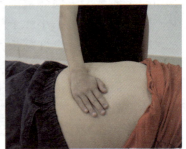

图4-71 掌揉天枢穴

（3）叠掌环揉腹部：两掌重叠，掌指放松，放于腹部，稍用力下按，以掌根为主着力揉腹，边揉边在腹部沿顺时针方向缓慢移动（图4-72），按揉3~5分钟至腹部有微微发热的感觉。

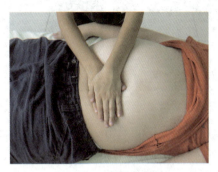

图4-72　叠掌环揉腹部

（4）波状压揉腹部：两掌重叠，横放在受术者腹部正中，分别以掌根和手指推拉用力，向腹部两侧做波浪式掌压，来回10次（图4-73）。

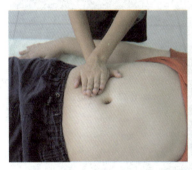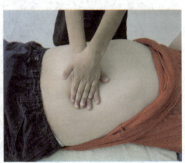

图4-73　波状压揉腹部

（5）提抖腹部：两手拇指和其余四指相对用力，用指腹挤捏腹部皮下组织，并向上提拉抖动，可上下往返移动（图4-74）。

（6）分推腹部：用双手鱼际从腹部的中央向两旁对称

小小推拿师

分开推动20次（图4-75）。

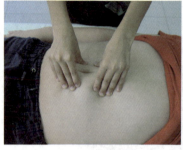
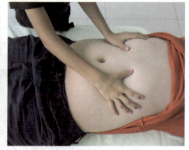

图4-74　提抖腹部　　　　　　图4-75　分推腹部

（7）指揉丰隆穴、足三里穴：两拇指重叠或用一手拇指按揉小腿外侧的丰隆穴、足三里穴，以有酸胀感为佳；两侧交替操作，每穴各1分钟（图4-76，图4-77）。

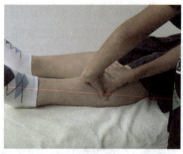
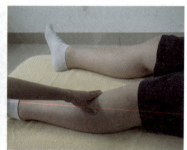

图4-76　指揉丰隆穴　　　　　　图4-77　指揉足三里穴

健康小贴士

（1）控制饮食，注意摄食质量：儿童和青少年正处在生长发育时期，各种激素水平较高，食欲旺盛。因此，从膳食中所摄取各种营养素和热量的数量和质量，必须满足孩子们的基本要求，但是摄入量要严格控制。学校、家里为孩子们准备的食物应以低热量、高蛋白、低碳水化合物（糖类）食物为宜，如谷类、乳制品、肉类、蔬菜和水果等。必须限制孩子们对肥肉、油炸食品、膨化食品、奶油、巧克力、糖果、蜜饯、果汁、碳酸饮料等高热量、高脂肪食物的摄入，并且最好少食多餐。

（2）加强运动，持之以恒：首先，学校要保证体育课、体锻课的质和量，提高并保持对开展体育体锻活动的重视。其次，家庭也要积极参与，爸爸妈妈休息在家的时候，不要总在家里上网、聊微信，应经常带孩子去公园、小区绿地或健身中心进行跑步、爬楼梯、跳绳、踢毽子、游泳、骑自行车等运动，还要督促孩子长期坚持运动。

一般运动时心率达到130~160次/分钟比较合适，即小强度或中等强度的运动。这种强度的运动不会使孩子过于疲劳，又能有效地消耗身体内脂肪，在一定程度上抑制食欲。

（3）加强肥胖知识教育：肥胖知识的教育可以让胖娃们了解肥胖对身体的坏处，以自觉控制饮食，参加体育锻炼；并且有助于消除因肥胖产生的各种不良心态，培养开朗自信、积极向上的性格。

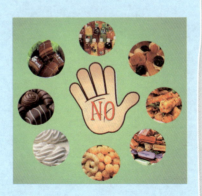

小小推拿师

（4）切勿滥用补品或盲目减肥：对于当今生活在城市里的小朋友来说，日常摄入的食物已经能基本满足其生长发育的需要，无须再额外服用补品。补品中大多都含有促进食欲的成分，会使肥胖儿童食欲增加而致体重继续增加，所以建议家长尽量不要给孩子服食。

对于已经肥胖的小朋友，家长们也不要过于担心，千万不可让孩子过度节食或服用药物减肥，因为过度节食减肥减去的是身体内的有用物质如体内水分和肌肉蛋白等，并非减去多余的脂肪。在儿童和青少年快速生长时期过度节食减肥易造成营养不良。药物减肥不能从根本上减去摄入的热量和脂肪，而且一旦停止服用，很快就会恢复到原来的肥胖状态。

童子神功

"生命在于运动",通过运动可以加速人体的新陈代谢,使人充满活力。除了运动以外,推拿也可以帮助促进人体的新陈代谢。中医推拿将"推拿"和"运动"结合在一起,叫做"导引术"。下面这幅图描绘的就是古人总结出的导引术。

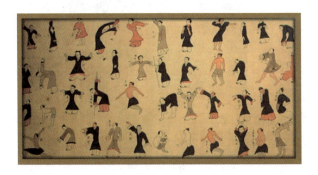

接下来,我们一起来学做导引术吧!(顺序:站桩、叩齿、摩面、擦鼻、擦项、捶肩、摇腕、摩腹、蹬足)

小小推拿师

一 站桩

站桩（下按式，图5-1）是为了让锻炼者的情绪慢慢地安静下来，有效地缓解紧张、焦虑等负面情绪状态，同时还可以锻炼上肢和下肢的肌肉耐力。

【动作要领】

（1）下肢：两脚分开与肩同宽，脚尖朝前或微微内扣，膝关节和髋关节微微弯曲。

（2）脊柱：脊柱竖直，不要挺胸或者驼背。

（3）上肢：两手如按物，掌心朝下，指尖指向前方，两肘微曲，离身体两侧约一拳的距离，两肩放松。

（4）呼吸：自然呼吸15次（一呼一吸是1次）。

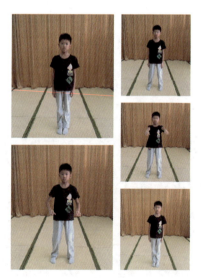

图5-1 站桩

二 叩齿

叩齿（图 5-2）能有效地促进牙齿和整个口腔的血液循环，增加唾液的分泌量，增强牙齿的抗病抗菌能力，从而使牙齿变得更加坚固，整齐洁白，丰润光泽。

【动作要领】口唇微闭，上下牙齿有节奏地反复相互叩击 36 次（注意舌体要微向回蜷，防止咬伤），若口内唾液分泌量增加，可缓缓咽下。

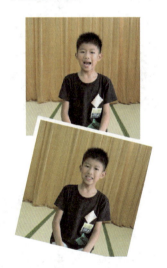

图5-2 叩齿

三 摩面

摩面（图 5-3）又称浴面、干洗脸，是我国古代养生的自我按摩手法之一。它通过刺激面部神经和血液循环，从而起到令面部肌肉弹性增加，皮肤光滑、细腻，对成年人和老年人还有防止或减少皱纹等意想不到的美容作用。但是如果面部有破损或起"小痘痘"时，最好不要摩面了，否则会加重症状。

【动作要领】将两手掌相互摩擦并感到发热的，两手以鼻为分界线，同时向外侧画圈 36 次。

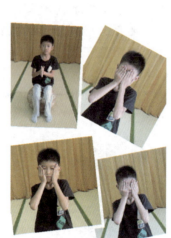

图5-3　摩面

四　擦鼻

擦鼻（图 5-4）是很好的鼻部保健和鼻部疾病治疗的方法。在鼻部的周围有很多重要的穴位，通过对这些穴位的刺激就能起到保健防病的作用。

【动作要领】先将双手反复搓热，然后双手握拳（屈拇指按于食指侧面），用拇指指间关节背侧紧贴鼻部两侧，上下来回摩擦

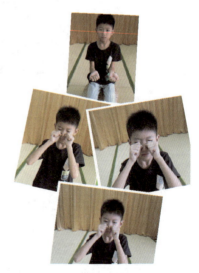

图5-4　擦鼻

至发热。

五 擦项

擦项（图 5-5，脖子的后面叫做"项"）对于儿童和青少年来说是非常好的自我按摩方法。它可以增加项部血液循环，有效地缓解由于长期低头学习造成的项部肌肉紧张状态。

【动作要领】

（1）将双手反复搓热。

（2）微微低头，先将右手掌放于项部来回横向摩擦15 次（摩擦时速度不要太快，摩擦后把手掌放在项部停顿 5 秒），然后将左手掌放于项部来回横向摩擦 15 次（摩擦时速度不要太快，摩擦后把手掌放在项部停顿 5 秒）。

（3）两手自然下垂在身体两侧，脖子缓慢柔和地向左、右两侧各转动 3 圈。

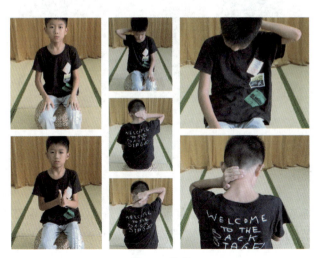

图5-5 擦项

小小

推

拿

师

六 捶肩

捶肩（图5-6）能够使颈、肩交汇处的肌肉得到放松，是防治颈部疾病必不可少的自我按摩方法。

【动作要领】先将左手握拳，屈肘，将拳心搭在右侧肩上，叩击肩部肌肉20次；然后将右手握拳，屈肘，将拳心搭在左侧肩上，叩击肩部肌肉20次。

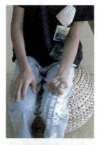 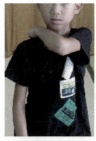 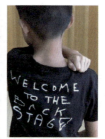
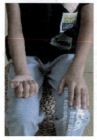 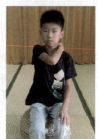 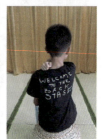

图5-6　捶肩

七 摇腕

摇腕（图5-7）可以使腕关节充分放松，有利于增加腕关节的灵活度，预防腕部疾病的发生。

【动作要领】十指相扣,腕部做环转运动,由慢到快,幅度由小到大,不可用力过猛,以免对腕部造成损伤。

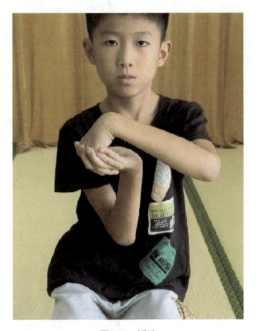

图5-7 摇腕

八 摩腹

古有"食后行百步,常以手摩腹"一说,即经常摩腹(图5-8)可以促进消化,充实五脏。

【动作要领】五指并拢,单掌或双掌重叠放于腹部,以肚脐为中心,摩腹面积由小到大,手法由轻到重、由慢到快,方向先顺时针、后逆时针,各摩腹100圈,以腹部皮肤发红发热为度。

小小推拿师

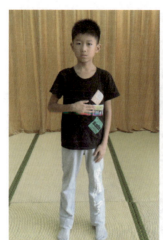
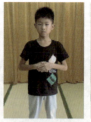
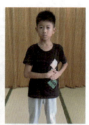
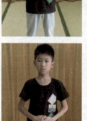
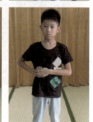

图5-8 摩腹

九 蹬足

蹬足（图5-9）主要锻炼下肢的肌肉力量，拉伸下肢韧带，加强身体平衡能力。

【动作要领】缓慢抬起左膝盖，同时勾住左脚尖，当大腿与地面平行时向前蹬出左脚，伸直左下肢（整个过程脚尖保持勾住）后着地。然后以同样的方法蹬出右脚，交替数次。抬腿高度可逐渐增加，如果站不稳，可用手扶墙或椅背以保持平衡。

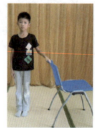
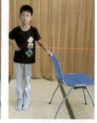
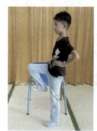
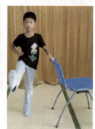

图5-9 蹬足

图书在版编目(CIP)数据

小小推拿师/陆萍主编. —上海：复旦大学出版社,2014.8(2021.11 重印)
(中小学生中医药科普读物)
ISBN 978-7-309-10530-8

Ⅰ.小… Ⅱ.陆… Ⅲ.推拿-青少年读物 Ⅳ.R244.1-49

中国版本图书馆 CIP 数据核字(2014)第 068319 号

小小推拿师
陆　萍　主编
责任编辑/肖　芬
复旦大学出版社有限公司出版发行
上海市国权路 579 号　邮编：200433
网址：fupnet@fudanpress.com　http://www.fudanpress.com
门市零售：86-21-65102580　　团体订购：86-21-65104505
出版部电话：86-21-65642845
上海崇明裕安印刷厂

开本 890×1240　1/32　印张 3.5　字数 80 千
2021 年 11 月第 1 版第 3 次印刷

ISBN 978-7-309-10530-8/R·1376
定价：26.00 元

如有印装质量问题，请向复旦大学出版社有限公司出版部调换。
版权所有　　侵权必究